의사 최석재의 응급실이야기

+응급실에 아는 의사가 생겼다

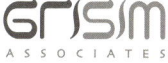

서문
응급실이야기를 시작하며

'응급실' 하면 어떤 모습이 떠오르시나요?

드라마 <골든타임>에서 보았던 환자의 심폐소생술 장면과 보호자의 눈물이 생각나는 분도 있으실 테고, 여기저기서 들려오는 고성과 신음 소리가 가득한 야전병원을 떠올리는 분도 있으실 겁니다. 대학병원 응급실 진료를 경험해 보신 분이라면 긴 기다림과 비용에 놀랐던 경험도 있으시겠지요.

응급실이라는 공간이 당장 치료가 필요한 위중한 환자들이 모여 있는 곳이다 보니 그 혼잡함과 불편함 때문에 부정적인 인식이 쌓여 가고 있다는 생각이 듭니다.

하지만 응급실도 결국 사람이 있는 공간, 사람이 치료하고 사람이 치료받는 공간입니다. 쉽게 보이지 않는 응급실 속 인간에 대한 존중과 사랑을 여기에서 보여 드리고 싶었습니다.

응급실에서 의사로 생활한 지 어느덧 10년이 넘었네요. 인턴 후반기부터 레지던트 4년간 잠자는 시간 외 하루 대부분을 응급실에서 수련 생활을 했고, 이후 공중보건의 생활 3년을 거쳐, 현재 근무 중인 병원에서 4년째 지내고 있습니다.

그동안 수많은 환자, 보호자 분들과 만나면서 느낀 점이 많았습니다. 그중 하나는 응급실의 특수성에서 비롯된 안타까움이었는데요. 예고 없는 사고나 질병으로 급하게 응급실을 방문한 분들이 당황하고 혼란스러운 상황 속에서 어려움을 겪는 모습을 자주 보았습니다.

건강을 유지하는 건 누구나 희망하는 바이고 누구나 누려야 할 기본 권리입니다. 하지만 대부분 예기치 않게 건강을 잃게 되기에 그런 상황이 더 큰 어려움으로 받아들여지게 되지요. 사고 때문이든 질병 때문이든 말입니다. 그때 찾게 되는 곳이 바로 응급실일 것입니다.

최근 대학병원 응급실의 과밀화와 긴 대기시간이 이슈가 되었는데요, 여기에는 응급실에 대한 이해가 부족해 무조건 대학병원만 선호하는 현상에도 이유가 있습니다. 응급실이 어떤 공간이고, 어떤 경로로 방문해서 어떤 치료를 받는지 미리 알고 있다면 당황하지 않고 좀 더 신속하고 효과적인 방법으로 잃어버린 건강을 되찾을 수 있을 것입니다. 치료 경과도 짧아져 후유증도 적어질 수 있고요.

그래서 저는 이 지면을 통해 많은 분들과 '응급실이야기'라는 주제로 대화를 나누고자 합니다.

약 10년에 이르는 시간을 응급실 의사로 지내면서 겪었던 다양한 환자들과의 에피소드와 의사로서의 고군분투를 들려드리게 될 텐데요. 그 이야기 안에서 나와 내 가족이 갑자기 아플 때 어떻게 해야 하는지, 그리고 응급실에서는 어떻게 처치하는지를 함께 알려 드리려 합니다. 의사이기 이전에 저도 한 명의 환자이자 한 명의 보호자였으니까요.

응급실, 그 속에 있는 사람들의 이야기를 시작합니다.

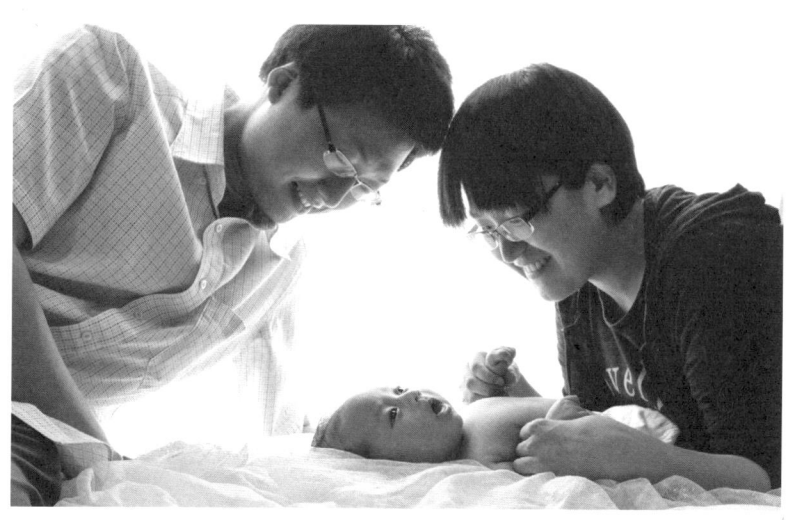
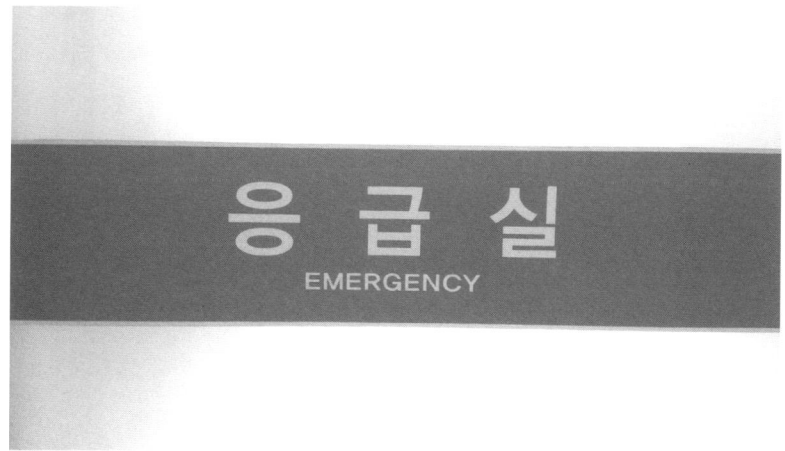

목차

서문 응급실 이야기를 시작하며

/ Chapter 01 /

새 출발과
새 생명,
그 뒤의 아픔

1장 아아, 이런 운명의 장난이 있단 말입니까? 015
2장 새 생명의 탄생, 그 감동과 험난함 022
3장 누군가에겐 너무나 혹독한 현실이겠지요 027
4장 아동학대, 적극적인 신고가 필요합니다 032

/ Chapter 02 /

아이를
키우면서

1장 아이가 아프다 하면, 어떤 아빠도 별 수 없겠죠? 037
2장 엄마라는 이름, 많이 무겁죠? 040
3장 아빠의 마음을 헤아리지 못해 죄송합니다 045
4장 아이가 곁에 있어주는 것만으로도 얼마나
   큰 행복이 되는지요 050
5장 당신만이라도 행복할 수 있을까? 054
6장 셋째를 맞을 준비를 하고 있습니다 061

/ Chapter 03 /

터질 듯 한
심박동,
응급의학과와
심폐소생술

1장 심장에 온 감기   067

2장 터질듯 한 심박동에 내 심장도 활활   075

3장 두통 때문에 왔는데, 대동맥 박리라니요?   080

4장 응급상황, 남의 일이 아닙니다 1   085

5장 응급상황, 남의 일이 아닙니다 2   090

/ Chapter 04 /

응급실과
사람들

1장 추운 겨울날, 고구마 장수 아저씨   097

2장 현장에서 고생하시는 분들께 좀 잘 해드릴걸   101

3장 진료실 폭력과 위협, 누가 피해자인가요?   104

4장 보호자의 마음을 제대로 이해하고 있었던
  것일까?   109

5장 할머니, 화병으로 배가 아프신 것 일수도
  있겠어요   114

/ Chapter 05 /

슬픈 뒷모습,
그리고
남은 가족들

1장 소주, 이대로 둬도 괜찮을까?   121

2장 장례식장에 함께 가겠냐고요?   125

3장 외할아버지 생각이 납니다   129

4장 선생님 가족이라면 어떻게 하시겠습니까?   133

5장 우울증은 마음의 감기라는 얘기가 있죠?   140

/ Chapter 06 /

예기치 못한
사고

1장 응급실이죠? 앰뷸런스 좀 보내줄 수 있어요?　147

2장 아이가 교통사고로 다쳐서 응급실에 와 있습니다　155

3장 수술 자체는 그리 큰 문제가 아닌지도 모릅니다　161

4장 척추 전문 의사에게 찾아온 위기　165

/ Chapter 07 /

의료사고의
위험

1장 의료사고의 위험지대　171

2장 할아버지, 죄송합니다　174

3장 할머니, 건강하게 걸어 나가 주세요　178

4장 의료사고는 우리 가까이에 있다　183

/ Chapter 08 /

우리 모두에게
건강할
권리가 있다

1장 뉴스펀딩 후원자님과 만남, 그리고 세 가지 기적　189

2장 봉사자로 만난 식품영양학과 교수님과 대화　193

3장 봉사는 제게 운명의 길이었습니다　197

4장 왜 인슐린을 안 맞는다고 하셨어요?　205

5장 당장 먹고 살 길이 막막하니　209

6장 어떻게 먹고 어떻게 사는 게 좋을까요?　214

/ +Tip /

**응급실
사용 설명서**

#1 가슴이 아파요, 숨이 차요. 221
　　심혈관 질환

#2 어지러워요, 한쪽 팔다리가 말을 듣지 않아요. 227
　　뇌혈관 질환

#3 조용한 침묵의 장기, 간 질환에 대해 알려주세요. 233
　　바이러스성 간염, 간경변증, 간암

#4 아버지가 술을 자주 드시는데 걱정돼요. 238
　　알코올성 간질환

#5 교통사고가 났어요, 화상을 입었어요. 243
　　중증 외상과 화상의 일반 처치

#6 개에 물렸어요, 뱀에 물렸어요, 벌에 쏘였어요. 250
　　환경 응급

#7 아이가 열이 나요, 경련을 했어요, 구토가 계속돼요. 253
　　소아 응급

#8 임신한 아내가 구토를 심하게 해요. 257
　　산과 응급

#9 당뇨를 앓고 있던 어머니가 갑자기 헛소리를 해요. 262
　　만성질환 관련 응급

#10 말기 암환자 보호자로서 알아둬야 할 게 있을까요? 266
　　말기 암환자 관련 응급

#11 심폐소생술에 대해 알고 싶어요. 269
　　심폐소생술

#12 응급실, 가야 하나요? 어떤 응급실로 가야 하나요? 272
　　응급실 이용 요령

의 사 최 석 재 의 응 급 실 이 야 기

CHAPTER

01

새 출발과 새 생명, 그 뒤의 아픔

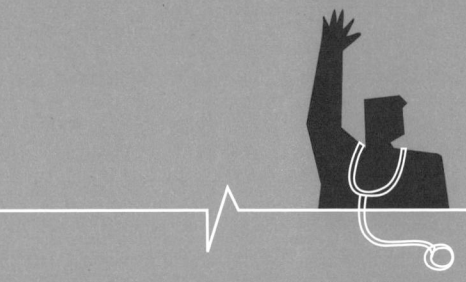

의 사 최 석 재 의   응 급 실 이 야 기

1장
아아, 이런 운명의 장난이 있단 말입니까?

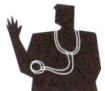

　완연한 봄 날씨를 만끽할 틈도 없이 봄의 끝자락 5월이 왔습니다. 해마다 이 달이 되면 주말마다 있는 결혼식 소식으로 더 바빠집니다. 화사한 봄 날씨와 어울리는 어여쁜 5월의 신부 모습은 그 풍경만큼이나 낭만적이어서 일까요? 하지만 막 결혼식을 마친 부부가 신혼여행을 떠나는 행복한 모습을 보며, 저는 조금 다른 생각에 빠져들곤 합니다.

　응급실 이야기를 진행하면서, 그동안 이 이야기를 꺼내도 될지 고민이 많았습니다. 사실 응급실에서 있었던 환자들의 이야기를 모두 적어나갈 수 없는 이유가 있는데, 이는 이 이야기가 어떤 분께는 고통의 경험일 것이고 따라서 기억을 되살리는 것이 그분과 가족에게 고통을 상기시키는 일일 수 있기 때문입니다. 그래서 익명의 환자를 대상으로 글을 쓰긴 하지만, 매번 글을 쓸 때마다 마음 한편엔 비슷한 경험을 가진 분들께 죄송한 마음을 갖고 있습니다.

　벌써 10년 전 이야기네요. 저는 많은 사람들의 축복 속에 결혼식을 마치고

인도네시아 발리로 신혼여행을 떠났습니다. 수련의였던 시기에 결혼하느라 결혼식 포함 1주일간의 휴가만을 받았기 때문에 짧은 여행을 다녀와야 했습니다. 짧기도 짧았지만 예쁜 신부와 함께 추억을 만드느라 달콤한 휴가기간이 금세 지나가 버렸습니다.

제 신혼여행은 한국에서 온 커플들을 몇몇 묶어 함께 단체관광을 해주는 여행이었습니다. 드디어 발리의 공항에 도착해 세 커플이 한 팀이 되어 함께 여행을 다니게 되었습니다. 그 날 함께 저녁식사를 하면서 같은 시기에 결혼을 한 인연을 얘기하며 재미있는 시간을 보냈습니다. 그중 한 커플은 저희와 나이도 같은데다 같은 지역 분들이라 더 반가웠습니다.

그렇게 행복하고도 짧은 여행을 마치고 한국에 돌아왔습니다. 이후 저는 신혼의 달콤함을 뒤로 한 채, 다시 응급실에서의 정신없는 일상에 파묻혀 버렸습니다. 어느덧 여행을 다녀온 지 한 달이 지났고 응급의학과 중환자실 주치의를 맡게 되었습니다.

어느덧 시간이 흘러 복잡한 중환자실 업무에 적응이 되어갈 무렵, 응급실에서 입원시킬 환자가 있다며 새로운 환자를 인계받으라는 연락이 왔습니다. 치료를 맡았던 동료의 인계 내용은 20대 중반 남성이 특별한 외상없이 갑자기 쓰러져 119 구급대원이 심폐소생술을 하면서 응급실에 도착했다고 했습니다. 응급실에서만 40분, 현장에서부터는 한 시간에 가까운 심폐소생술을 한 결과 지금 막 심박동이 돌아왔다는 것이었습니다.

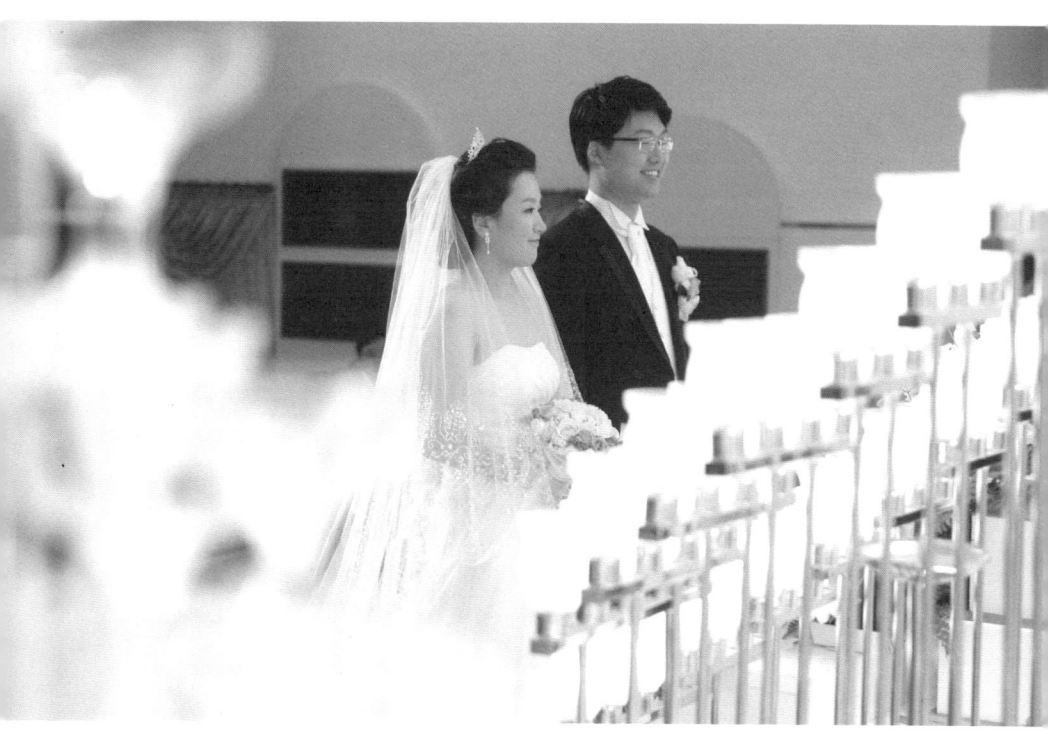

　보통 심폐소생술을 오랫동안 지속하면 심장 기능이 돌아오더라도 저산소성 뇌손상이 심해 뇌사로 진행될 가능성이 높습니다. 그래서 무의미한 심폐소생술을 중지하고 사망 선언을 하게 되지요. 하지만 이 경우엔 워낙 젊은 사람이 갑작스런 심장마비로 왔으니 포기하지 말고 좀 더 해보자 하여 심폐소생술을 지속하다 심박동이 돌아온 모양이었습니다. 오랜 심폐소생술 동안 들어간 많은 수액으로 환자의 얼굴은 심하게 부어있었고 손발은 차가워져 있는 상태였습니다.

　어렵게 심장 기능이 돌아온 직후 확인한 환자의 머리 CT 결과는 약간의 뇌부종만 보였습니다. 약물이나 외상의 상황도 아니고, 심근경색이나 뇌출혈의 증거도 없이, 젊은이에게 갑작스럽게 찾아온 심정지. 아무래도 부정맥 등 심장 원인에 의한 심정지일 가능성이 높았습니다. 응급실 의료진들은 환자의 젊은 나이 하나에 한줄기 희망을 걸고 환자의 체온을 강제로 34도로 낮춰 뇌부종과 뇌 손상을 최소화하는 저체온 치료를 시작하기로 결정하였습니다.

응급실에서 나온 검사 결과들을 확인하고 앞으로 환자의 치료를 맡게 될 주치의로서 입원 설명을 해야 하는 시간이 되었습니다. 저는 환자 가족들을 모두 모이게 하고, 어렵게 심장 기능이 돌아왔지만 큰 기대는 할 수 없는 안타까운 상황임을 설명했습니다. 환자 부모님은 눈시울이 붉어진 채 앞날 창창하고 결혼한지도 얼마 되지 않은 아들이라며 적극적인 치료를 신신당부하셨습니다.

중환자실로 옮겨진 환자는 동공 반응과 자가 호흡이 없는 상태로 뇌부종을 줄이는 약물치료와 수액 치료를 시작했습니다. 혈압이 낮아 바로 시작하지 못했던 저체온 치료는 다행히 강심제를 사용하면서 혈압이 올라 그날 밤부터 시작할 수 있었습니다.

저체온 치료를 시작하고 다음날 아침, 회진 준비를 하면서 환자를 확인하던 중 약하게 동공 반응이 돌아온 것을 발견할 수 있었습니다. 동공 반응이 생겼다는 것은 뇌압이 떨어지고 뇌부종이 좀 풀려가고 있다는 희망의 메시지였습니다. 저 또한 희망을 가지고 세심하게 치료를 지속했지만, 안타깝게도 그 다음날이 되니 동공 반응이 없어지고 말았습니다.

이렇게 되면 뇌부종이 악화되면서 뇌압 상승이 발생했을 가능성이 높은 상태입니다. 이후 진행된, 환자에게 최소한의 뇌 기능이 남아있는지 확인하는 뇌간반응 검사는 모두 반응이 없었습니다. 뇌파검사 또한 매우 약한 뇌파 소견을 보이고 있어 곧 뇌사로 진행될 가능성이 높은 상태였습니다. 사실 이렇게 되면 환자가 다시 깨어날 가능성은 없는 상황입니다. 의료진으로서는 보호자께 차선책을 얘기해야 하는 힘든 순간이 왔습니다.

면회 오신 환자 가족을 모셔놓고 조심스럽게 상황을 설명했습니다. 이제 의식이 깨기를 기대하긴 어렵겠다고, 환자분이 혹시 평소 장기기증에 대한 뜻을 표현한 적이 있냐고 물었습니다. 환자 아버지는 절대 그런 일은 없다며 제 손을 꼭 붙들고 제발 아들 좀 살려달라며 눈물을 흘리시고 말았습니다. 그렇습니다. 부모 입장에서는 너무도 잔인한 질문이었겠지요. 그러면서 아버지는 제게 아들의 평소 모습에 대해 한참을 넋두리하듯 쏟아내셨습니다. 어렸을 때 이야기부터 최근 결혼을 하면서 아이가 행복해했다는 얘기까지.

그 이야기를 듣는 동안, 저는 환자에게서 어떤 동질감 같은 것이 느껴졌습니다. 저와 비슷한 나이에다 같은 시기에 결혼도 하고, 결혼 때문에 집에 손 벌리기 싫어해서 돈 문제로 고민이 많았다는 것까지, 여러 면에서 말입니다.

그 날 저녁, 간호사로부터 환자의 부인이 주치의인 저를 만나고 싶어 한다는 얘기를 전해 들었습니다. 아는 분인 것 같다는 얘기를 했다고 하더군요. 그때까지는 보호자 중 한 사람으로 얼핏 지나치기만 한 까닭에 누구인지 전혀 몰랐습니다. 부인을 만나 얘기를 듣고 보니 그제야 한 달 전, 발리에서의 신혼여행에서 만났던 커플의 모습이 떠올랐습니다.

아아, 이런 운명의 장난이 있단 말입니까? 정신이 아득해집니다. 신혼여행에서의 인연이 겨우 한 달 남짓 뒤에 이렇게 주치의와 보호자의 인연으로 다시 만나게 되다니요. 게다가 환자의 상태는 이렇게 절망적인데 말입니다. 이제야 고백하건대 저는 주치의로서 그 자리 그 상황에서 당황한 모습을 보일 수 없었습니다. 그저 그랬던 것처럼, 남이었던 것처럼, 그렇게, '아 그때 그 분이시군요, 환자 상태가 좋지 않아 유감입니다.' 라고 말할 수밖에 없었습니다. 섭섭하셨다면 용서해 주십시오.

차마 경과가 좋지 않은 상태에서 부인을 만나 따로 인사할 용기를 내지 못한 저는, 이후 중환자실 주치의를 마치고 응급실 당직으로 돌아오게 되었습니다. 정신없는 응급실 당직 스케줄에 파묻혀 다시 한 번 면회를 갈 여유도, 아니, 용기도 내지 못했습니다. 그동안 가족들의 눈물 속에 겨우겨우 생명의 끈을 이어가던 환자는 제 손을 떠난 며칠 뒤, 제게 왔을 때처럼 그렇게 다시 심장이 멈췄고, 그렇게 그가 떠났다는 소식을 듣게 되었습니다.

봄을 맞아 화려한 꽃들의 환영을 받으며 신혼여행을 가는 행복한 커플들을 보고 있으면 전, 저와 비슷한 것이 참 많았던, 친구 같았던 그 환자와 부인의 슬픈 눈물이 생각납니다.

▶ 참고_ 응급실 사용 설명서 #11 **심폐소생술** (p.269)

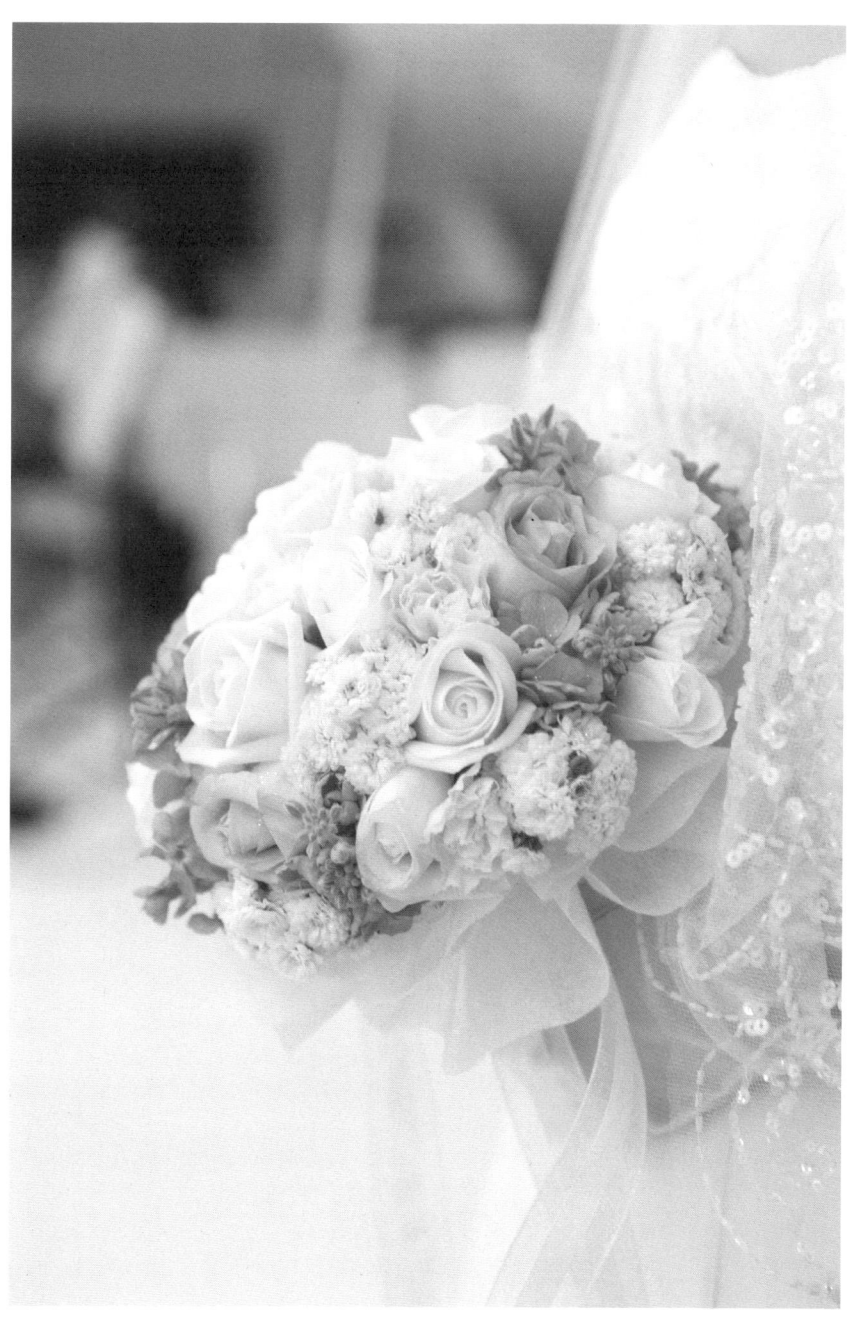

[2장](#)

새 생명의 탄생,
그 감동과 험난함

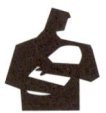

새 생명이 탄생하는 과정, 직접 보고 느끼신 적이 있나요?

실습으로 각 과를 돌며 다양한 경험을 쌓았던 의대생 시절, 제게 가장 감명 깊었던 기억은 산부인과 분만실에서의 경험이었습니다.

이미 여러 예비 엄마들이 침상에 누워 아이와 만날 시간을 기다리고 있는 이곳, 분만실 밖에서 또 다른 산모가 주기적인 진통이 오는 것 같다며 문을 두드립니다. 학생인 저는 침상을 배정하고, 산부인과만의 특별한 문진인 임신 과거력과, 출산 과거력, 그리고 분만 예정일 등을 기록해 당직 산부인과 전공의 선생님께 연락합니다.

그럼 전공의 선생님은 초음파로 아기의 상태를 확인하고 태아 심박동기를 달아놓고 수술 준비나 분만실 대기를 진행하게 되지요. 그렇게 분만실에 입원한 산모는 이제 그 결실을 앞에 두고 있습니다. 각자가 열 달간 뱃속에 아기를 키우면서 입덧, 허리 통증 등 여러 어려운 과정을 지나왔을 겁니다.

시간이 지나 점점 진통이 잦아오고 그 강도가 심해지면 전공의 선생님이 내진을 통해 자궁 경부가 얼마나 열려가고 있는지 확인합니다. 그러다 극심한 진통에 신음이 비명으로 바뀌어 갈 때쯤, 숙련된 분만실 간호사 선생님들이 출산 전용 침대를 준비하고 예수님의 탄생을 기다리는 동방박사처럼 긴장한 채 왕자님, 또는 공주님의 탄생을 기다리게 됩니다.

드디어 긴긴 여정의 끝에서 마침내 가족들과 함께, 의료진과 함께 엄청난 진통을 겪으면서 출산하는 모습을 지켜보고 있으면 생명의 탄생이 얼마나 경이롭고 장엄한 것인지 저도 모르게 울컥해집니다. 매번 아기 엄마, 아빠와 함께 제 눈에도 감동의 눈물이 맺히는 것을 보면 그 과정이 그 자리에 있는 모든 이들에게 특별한 감정으로 다가오는 것을 알 수 있습니다.

이런 특별하고 장엄한 순간에, 산모는 위험하고 험난한 산을 넘습니다. 대학병원 응급실에서 전공의 수련 중에 있던 일입니다.

날씨가 워낙 추워 응급실에 환자가 적었던 어느 한겨울 날, 산부인과 외래에서 응급실로 전화가 걸려 왔습니다. 근처 산부인과 의원에서 출산 중이던 환자에 이상 증상이 있어 응급실로 이송 중이니 처치를 잘 부탁한다는 내용이었습니다. 자세한 상황이나 이상 원인을 아는지 물었으나 거기까진 모르겠다고 하더군요.

당시 수련을 받던 병원은 산부인과 응급실이 따로 위치해 있었습니다. 어지간히 위험한 상태가 아니면 보통 산모는 산부인과 응급실로 이송되게 마련인데 응급실로 연락이 온 것을 보니 상태가 심상치 않겠다는 생각이 들었습니다.

이후 얼마 지나지 않아 요란한 앰뷸런스 소리와 함께 환자가 도착했습니다. 의식은 있었으나 명료하지 않았고, 맥박이 무려 150회가 넘는 데다 열은 40도에 육박하는 상황. 정상 심박동이 60~80회, 정상 체온이 36.0~37.5도이니 이 정도면 상당히 불안정한 상태가 아닐 수 없습니다.

산모를 보호하며 오신 동네 산부인과 원장님 말씀으로는, 환자는 그날 임신기간을 다 채우고 정상적인 자연분만을 했다고 합니다. 그런데 분만 몇 시간 뒤 갑자기 호흡곤란을 호소하면서 죽을 것 같은 느낌이 든단 말을 했고, 이후 바로 의식이 떨어지며 심박동 증가를 보여 응급실로 옮기게 되었다는 것이었습니다.

당일 분만 뒤 호흡곤란 증상이 발생했고 이후 의식이 없어지면서 열이 났다면, 폐동맥 색전증 가능성이 높았습니다. 출산 직후 다리 혈관의 혈류를 막고 있던 자궁이 가벼워지면서 혈관 내에서 반쯤 굳은 혈전이 혈관을 타고 우심방, 우심실을 거쳐 폐동맥으로 들어가 막히면서 발생하는 질환입니다.

하지만 의식장애의 원인으로, 분만하면서 힘을 주다 발생한 뇌출혈을 먼저 감별해야 하는 상황이기도 했습니다. 우선 같이 오신 보호자께 기관 삽관 및 진정제 사용이 필요한 상태임을 설명했습니다. 보호자는 당황스러운 상황에서도 일단 필요한 조치는 다 해달라며 협조적인 모습을 보여주었습니다.

다행히 머리 CT 검사 결과 뇌출혈 소견은 보이지 않았습니다. 바로 혈전용해제 투여를 시작했고 그 사이 확인된 폐동맥 조영 CT에서는 큰 혈전들이 폐동맥을 막고 있는 모습이었습니다. 이로서 출산 직후 발생한 폐동맥 색전증이 진단되었고 다행히 혈전용해제에 반응이 있어 서서히 상태가 좋아지는 것을 확인하고 중환자실로 환자를 옮길 수 있었습니다.

산모는 비교적 젊은 여성인 경우가 많기 때문에 다른 질환으로 입원하는 환자의 경우와 달리 건강한 상태로 성공적인 출산을 마치고 퇴원하는 경우가 대다수입니다. 하지만 임신 기간엔 신체 내에 많은 변화가 있어 당황스러운 상황이 간혹 발생합니다.

가령 임신 중에는 혈류량이 늘고 체중도 늘기 때문에 임신 전보다 심혈관계에 많은 부하가 걸려 심질환 가능성이 높아집니다. 또한 임신 후기로 갈수록 무거워지는 자궁에 의해 다리 혈관이 눌려 정맥 환류가 나빠지면서 심부정맥 혈전증이 잘 발생하게 됩니다.

특히 요즘에는 첫 출산 연령이 많이 늦어지고 있어서 임신성 당뇨나 전자간증(임신성 고혈압에 관련된 경련, 신부전 등이 발생하는 질환군)이 늘어나고 있습니다. 앞에 얘기했던 출산 직후 생기는 무서운 질환도 발생할 수 있고요.

이런 사실을 모르거나 별 탈 없이 출산을 마치셨던 분들께서 '기껏해야 하나 둘 낳으면서 산부인과에 산후조리원에 뭐 그리 호들갑이냐'고 말씀하시는 경우가 있는데 제가 산모 입장이라면 참 서운할 것 같습니다. '요즘처럼 출산율이 낮은 시기에 참으로 큰일을 했구나' 하는 마음으로 이해하고 보듬어주시는 어른으로서의 모습, 기대해도 될까요?

그리고 세상의 모든 엄마들께, 감동의 박수를 드립니다.

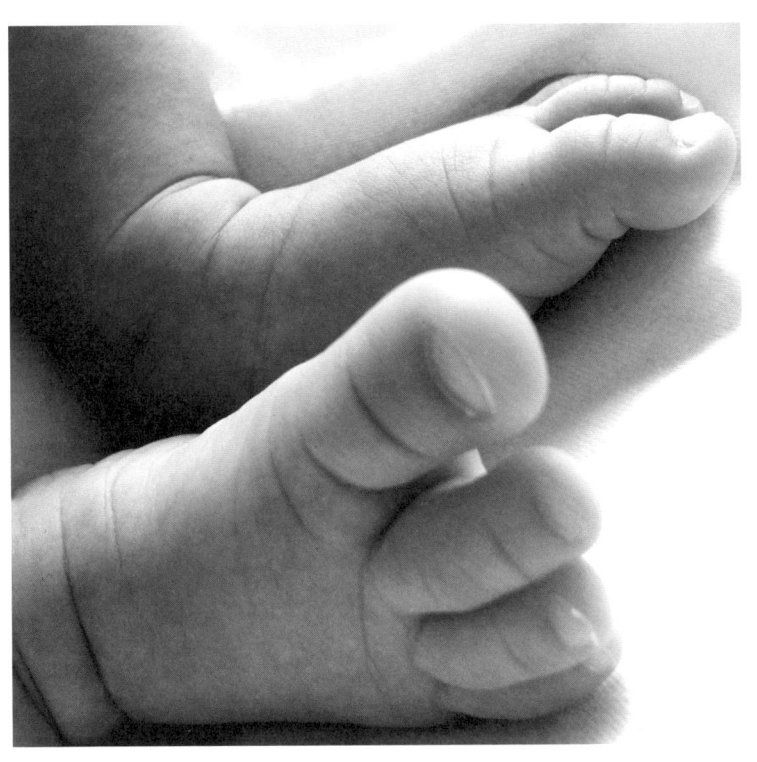

3장

누군가에겐
너무나 혹독한 현실이겠지요

지난 글에서는 출산이라는 기나긴 인내의 시간과 준비, 그 과정을 마치고 나서야 맞이하게 되는 아기와 엄마의 만남이 우리에게 얼마나 큰 감동을 주는지 살펴봤습니다. 그 과정에서 발생한 긴박한 어려움의 과정도 보여드렸고요.

그만큼 새 생명의 탄생은 축복받아 마땅한 일이지만, 현실은 안타깝게도 항상 그렇지만은 않습니다.

주말이던 어느 따뜻한 봄날, 독감에 걸린 아기들로 응급실이 북새통이던 그 때, 책상 위에 허리 통증으로 오신 여성 환자의 차트가 올라왔습니다.

저는 그다지 위급한 환자는 아닌 모양이라고 생각하고 느긋하게 자리를 옮겼습니다. 그곳에는 체구가 크고 몸이 무거워 보이는 30대 여성이 등을 보인 상태로 서서 침대 난간을 붙잡고 있었습니다.

"환자분, 허리 아파서 오셨죠? 여기쯤 인가요? 여긴 어떻죠?"

요추 부위와 양쪽 신장 부위를 두드려 가며 진찰하는 내내 환자는 아무 말도 못하고 끙끙거리고만 있었습니다.

"일단 누워 보세요. 언제부터 이렇게 아프셨어요?"

보호자로 함께 오신 환자의 어머니가 대신 대답하길, 최근 몇 달간 생리를 하지 않다가 오늘 갑자기 생리를 하더니 등이 아프다고 했다는 것이었습니다.

"그럼 환자분은 우선 소변을 좀 받아 보고, 임신 반응 검사부터 해 볼게요!"

이렇게 말하며 환자를 돌아눕게 해 보니 환자의 배가 빵빵하게 불러 있었습니다. 대충 눈으로 보기에도 그 배는 만삭의 산모의 것이었습니다.

그런데 갑자기 환자가 아래로 무언가 내려오는 느낌이 나는 것 같다고 말했습니다.

"언제부터 생리를 안 한 거예요? 검사는 한 번도 안 받아 봤어요? 임신 중이신 것 같은데?"

내진을 위해 커튼을 치고 진찰용 장갑에 소독약을 급히 바르면서 환자의 하의를 벗겼습니다.

"하아 하고 소리 내 보세요."

내진하는 저의 두 손가락 끝에 아기 머리카락이 만져지고 있었습니다. 양수는 이미 터져버린 상태였습니다. 그제야 저는 이 응급실에 흔치 않은 큰 일이 일어났음을 눈치 챘습니다.

"이 선생님, 여기 좀 도와줘! 분만 직전이야!"

함께 근무하던 의료진을 불러 모으면서 급히 대학병원 산부인과 응급실로 옮기는 것을 고민해 봤습니다. 하지만 초산이 아니라는 환자 어머니 말씀을 듣고 여기서 아기를 받아야겠다는 결정을 내려야 했습니다. 과거 출산 경험이 있는 경우는 태아 만출 과정이 빨리 진행되기 때문에 산부인과까지 이동할 시간적 여유가 없었기 때문입니다.

"여기 소독할 거랑 태아 심박 모니터기, 신생아 베드 좀 누가 챙겨 줘요!"

급히 전화로 도움이 될 의료진을 찾던 이 선생님이 반가운 소식을 전했습니다. 산부인과 과장님이 마침 병원에 있어 내려오기로 했다는 것이었습니다. 일단 급한 대로 아기 머리를 잡고 산모에게 배에 힘을 빼고 호흡을 천천히 크게 하도록 했습니다. 곧 산부인과 과장님이 응급실에 도착하여 장갑을

끼며 물었습니다.

"멀티예요?" 산모가 출산 경험이 있냐는 질문이었습니다.

"네. 두 번째 출산, 아기 주수는 모르고 산전 진찰 안 받은 상태입니다."

아기 머리를 인계받은 산부인과 과장님은 준비된 소독가위로 산도 손상 방지를 위한 회음절개술을 시행했습니다. 그렇게 응급실 도착 10분 만에 아기는 드디어 세상 밖으로 나왔습니다.

출생의 순간 누구보다 축복받고 사랑받으며 태어나야 할 생명이었건만, 아기는 어수선하고 냉랭한 응급실에서 미약한 울음을 터뜨리고 있었습니다. 아기의 몸은 2킬로그램 남짓으로 작았고 피부색도 청색증 상태로 전신 상태는 나빠 보였습니다. 아기는 소독포에 싸여 산부인과 과장님과 분만실로 올라갔고, 곧 산모도 침대에 눕힌 그대로 분만실을 향해 출발하였습니다.

나중에 들은 이야기에 의하면, 산모는 이혼한 상태였고 정신지체가 있어 임신 상태를 몰랐다고 합니다. 산모와 산모의 어머니는 아기를 키우지 않기로 결정하여 아기는 소아중환자실 치료 후 입양 기관을 통해 입양 절차를 밟기로 했다고 들었습니다. 저로선 처음 경험한 이 응급 분만이 아기에게는 세상이 너무도 혹독한 곳임을 알게 한 것 같아 가슴 아팠습니다.

➡ 참고_응급실 사용 설명서 #8 **산과 응급** (p.257)

4장
아동학대, 적극적인 신고가 필요합니다

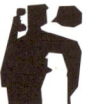

　수년 전 응급의학과 레지던트로 근무하고 있을 때의 일입니다. 중환자실 주치의를 맡고 있던 중 협진 의뢰를 받고 외과계 중환자실에 갔다가 놀랐던 일이 있습니다. 아직 채 10kg 도 되어 보이지 않는 영아가 심하게 다쳐 기관 삽관 상태에 온갖 기구를 어수선하게 달고 의식 없이 누워 있었습니다. 그 모습을 보고 도대체 어떻게 다쳤기에 저렇게 어린아이가 중환자실에 누워있나 싶어 기록을 봤지요.

　그 환아는 아동학대 피해자였는데, 부모가 한 살도 되지 않은 어린아이를 욕실에서 집어던져 뇌출혈과 두개골 골절, 다발성 갈비뼈 골절, 그 외 여러 골절로 입원하여 중환자실 치료를 받는 중이었습니다.

　처음 그 상황을 보고 느낀 감정은 분노였습니다. 도대체 그토록 어린아이가 우는 것 말고 무슨 잘못을 했기에 저런 상황을 만들었는지 가슴이 답답해져 왔습니다. '키울 자신이 없으면 낳질 말던가.' 하며 속으로 중얼거렸던 기억이 납니다.

오늘 응급실 진료 도중, 예전 아픈 기억을 다시 불러일으키는 환자를 진료하게 되어 기록을 남깁니다. 예닐곱 살 남자 아이가 엄마, 누나와 함께 머리 뒤쪽에 생긴 상처 때문에 119 구급대를 통해 응급실로 내원했습니다. 엄마는 TV 리모컨을 던졌다가 실수로 아이 머리에 맞았다고 진술했지만 아이의 상처는 찔린 듯한 상처 두 개와 제법 큰 혈종이 있어 이상하다 싶었습니다. 마침 따로 얘기할 게 있다는 119 대원의 말에 따르면, 이송 차량 탑승 당시에 엄마는 아이가 칼에 찔렸다고 진술했다고 합니다.

진술이 바뀐 점과 상처 양상이 병원에서 얘기한 진술과 맞지 않는 점, 그리고 얼굴에도 작은 멍과 긁힌 상처가 몇 개 더 있는 것으로 미뤄 아동학대를 의심하게 되었습니다. 고심 끝에 저는 조용히 당직실로 가서 경찰에 연락을 했습니다.

이후 엄마와 두 자녀의 모습을 자세히 살펴보니 조금 이상했습니다. 남루한 행색의 엄마는 누나와는 대화하고 품에 안고 쓰다듬어 주면서도, 아이에게는 별로 산만한 행동이 보이지 않아도 가만히 있으라며 윽박질렀습니다. 자세한 집안 사정은 알 수 없었지만 뭔가 다른 이유로 엄마가 아이를 억압하고 있는 것으로 보였습니다.

잠시 후 경찰이 응급실에 도착했습니다. 자신을 경찰에 신고한 사실을 안 엄마는 너희들 모두 고소하겠다고 소리를 지르며 난리가 났고 한참을 소란 피우다 경찰과 함께 응급실 밖으로 나갔습니다. 이후 경찰을 통해 아동복지센터에 연결되어 밤늦은 시간에 시설 담당자가 방문하기로 했고 그동안 아이는 응급실에서 임시로 관찰하기로 했습니다. 아이는 응급실 뒤쪽에서 다른 직원들과 잘 놀았고 그러던 중 새벽에야 아이 아빠가 도착했습니다.

알고 보니 아빠는 동남아에서 온 외국인으로 결혼한 지 얼마 되지 않은 새아빠였습니다. 아빠는 엄마가 아이를 때리는 것을 알고 있었지만 일 때문에 집에 못 들어가 대처할 수 없었다고 했습니다. 아빠와 아이가 대화하던 중 아동복지센터 관장과 담당자가 도착해 아이와의 자세한 면담이 이뤄졌고 아침에 임시보호를 위해 이동하기로 결정되었습니다.

밝고 건강한 모습으로 우리 사회의 구성원으로서 커나가야 할 어린이가 일부 어른들의 잘못으로 고통받고 병원에서 치료받게 되는 모습은 사람들의 마음을 아프게 합니다. 우리나라에선 집안일이라면 일단 남의 일로 받아들이고 깊숙이 개입하려 하지 않는 경우가 많아 부부간 폭력이나 아동학대 피해자가 적절한 보호를 받지 못하는 경우가 많은 것으로 알고 있습니다.

현재 국내에선 보건복지부 사업의 일환으로 중앙 아동보호 전문기관 등이 어린이의 권익보호를 위해 활발한 활동을 전개하고 있습니다. 아동학대 의심 신고건수는 점점 늘고 있지만 신고의무자에 의한 신고, 그중 특히 의료인에 의한 신고는 아직 미미한 상태입니다. 법적 의무를 가지는 신고의무자인 의사로서의 신고뿐 아니라 사회 구성원들의 적극적인 신고만 있다면 피해아동이 하루라도 빨리 고통에서 탈출할 수 있게 될 것입니다. 또한 초진 과정에서 세심한 관찰로 아동학대 피해자가 의심되는 경우 적극적인 대처가 필요합니다.

부디 폭력으로 몸과 마음의 상처를 입은 아이들이 빨리 발견되고 보호되어 아픔 없이 성장하길, 그리고 항상 행복하길 기원합니다.

CHAPTER

02

아이를 키우면서

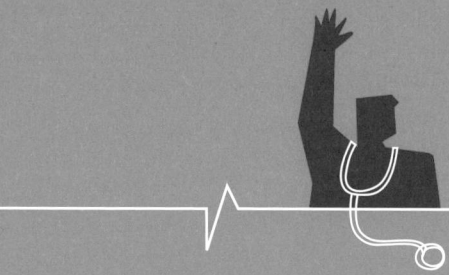

의 사 최 석 재 의   응 급 실 이 야 기

1장

아이가 아프다 하면,
어떤 아빠도 별 수 없겠죠?

　귀한 연휴 동안 많은 분들이 김포와 강화로 놀러 오셨나 봅니다. 평소보다 환자가 많았던 주말 연휴, 3일 연속 근무를 한 탓에 근무를 마치고 나면 집에 와서 쓰러져 자기 바쁜 날이었네요.

　요즘 환절기라 그런지 연휴 전부터 바이러스성 감기 환자가 확 늘었습니다. 아이들에게 바이러스성 수포성 인후염 유행이 시작되었는지 열나면서 먹질 못한다며 여럿 응급실을 다녀갔고, 어른들도 목감기 증상으로 많이 다녀갔습니다.

　저희 집 사정도 마찬가지입니다. 큰 아이가 한 5일 전부터 기침 콧물을 보이더니 한 2일 전부터는 아내와 작은 아이까지 같은 증상을 보이네요. 큰 아이는 어제 기침이 좀 줄기에 이번 감기는 잘 넘어가나 했더니 새벽에 갑자기 기침을 심하게 하면서 깨어났습니다. 그 바람에 온 가족이 깜짝 놀라 잠에서 깨었습니다.

정신 차리고 보니 아이는 발작적인 기침이 지속되면서 컹컹대는 개 짖는 소리를 보이고 있었습니다. 전형적인 크룹 (croup, 급성 후두기관염) 증상입니다. 불을 비춰 목안을 보니 목도 꽤 부어있는 것 같고, 아이는 지속되는 기침에 놀랐는지 엉엉 울면서 목이 아프다고 난리입니다.

찬바람 쐬면 좋아지는 경우가 있어 웃옷 입히고 창문 열고 찬바람 좀 쐬고 있으라 했지만 목 아프다고 살려달라고 말하는 아이를 보게 되면 어떤 부모도 느긋하게 마음먹기는 힘들 겁니다. 아내도 어떻게 좀 해보라하고... 집에 호흡기 치료 기계는 있지만 이 경우에 맞는 치료용 약물은 준비해두지 않았습니다. 결국 한 시간 떨어져 있는 근무하는 병원 응급실로 향했습니다.

그러고 보니 제가 어렸을 때부터 기관지가 약하다는 얘기를 많이 듣고 자랐는데 아이들도 그대로 닮았나 봅니다. 작은 아이는 작년에 후두개염과 폐렴으로 한차례 입원하더니 큰 아이는 벌써 세 번째 응급실 신세를 지고 있습니다.

생각해보면 점차 아이들이 어린이집에 모여 지내게 되면서 감기 수족구 등 바이러스 질환이 퍼지는 것은 순식간이 되었습니다. 작년 겨울부터 어린이집을 다니게 된 큰 아이도 겨우내 어린이집에서 달고 온 기침을 집에서 쏟아내는 통에 온 가족이 모두 한차례 앓고서야 끝나는 코스를 몇 번 겪었는지 모릅니다.

여하튼 이런저런 생각을 하며 김포를 향해 차를 몰았습니다. 집에서 나오면서 찬바람 쐬었다고 그새 좀 좋아졌는지 아이와 애 엄마는 뒷자리에서 잠이 들었습니다. 뭐 일단 나왔으니 무라도 뽑아야지요? 한적한 외곽순환도로를 지나 병원에 도착했습니다.

좀 아까 저녁 때 퇴근한 과장이 아이를 들쳐 업고 다시 온 모습에 간호사들이 깜짝 놀란 기색입니다. 조용한 응급실 한편에 자리 잡아 호흡기 치료와 스테로이드 주사제 하나를 처방해놓고 아이와 만화를 보며 기다립니다. 큰 아이는 나름 주사를 맞을 각오를 했던지 별 난리 없이 주사 맞는 데 성공, 호흡기 치료를 마치고 집으로 돌아왔습니다.

아이가 아프다 하면 어떤 아빠도 별 수 없겠죠? 아이 들쳐 업고 병원신세 지는 거죠. 저도 어쩔 수 없습니다.

오는 길에 기운이 살아나서 재잘대는 큰 아이 모습이 반갑네요. 아이스크림이 먹고 싶다는 말에 오늘은 기분 좋게 하나 사주기로 했습니다. 목감기엔 아이스크림이 약이잖아요? 핑계인가요? 허허

▶ 참고_ 응급실 사용 설명서 #7 **소아 응급** (p.253)

2장

엄마라는 이름,
많이 무겁죠?

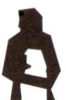

응급실에서 다양한 환자들을 진료하다 보면, 직접 겪어 본 문제에 대해서는 좀 더 특별한 감정으로 진료를 하게 될 때가 있습니다. 특히 두 아이를 키우는 아빠로서, 어린아이들이 아파서 올 때엔 더 마음이 쓰이게 되지요.

이 글을 쓰기 조금 전, 한 아이의 자지러지는 울음소리가 응급실 문밖에서 들려왔습니다. 이제 20개월 남짓한 아이였습니다. 상태를 확인해 보니, 한쪽 손등 전체가 붉게 부어올라 있고 수포가 터져서 피부가 물러져 있었습니다. 정수기를 만지고 놀다 뜨거운 물이 나오면서 손을 바로 빼지 못해 심하게 데었다고 합니다. 통증과 두려움으로 자지러지는 아이의 손을 붙잡고 손가락 사이사이에 화상 처치를 하고 있으려니 예전 기억이 떠올랐습니다.

제게는 두 번의 화상에 대한 기억이 있습니다. 하나는 세 살 때 삼촌과 함께 컵라면을 먹는다고 서투른 젓가락질을 하다가 양쪽 대퇴부를 크게 데었던 기억이고, 다른 하나는 대학생 때 뜨겁게 달궈진 자동차 라디에이터 뚜껑

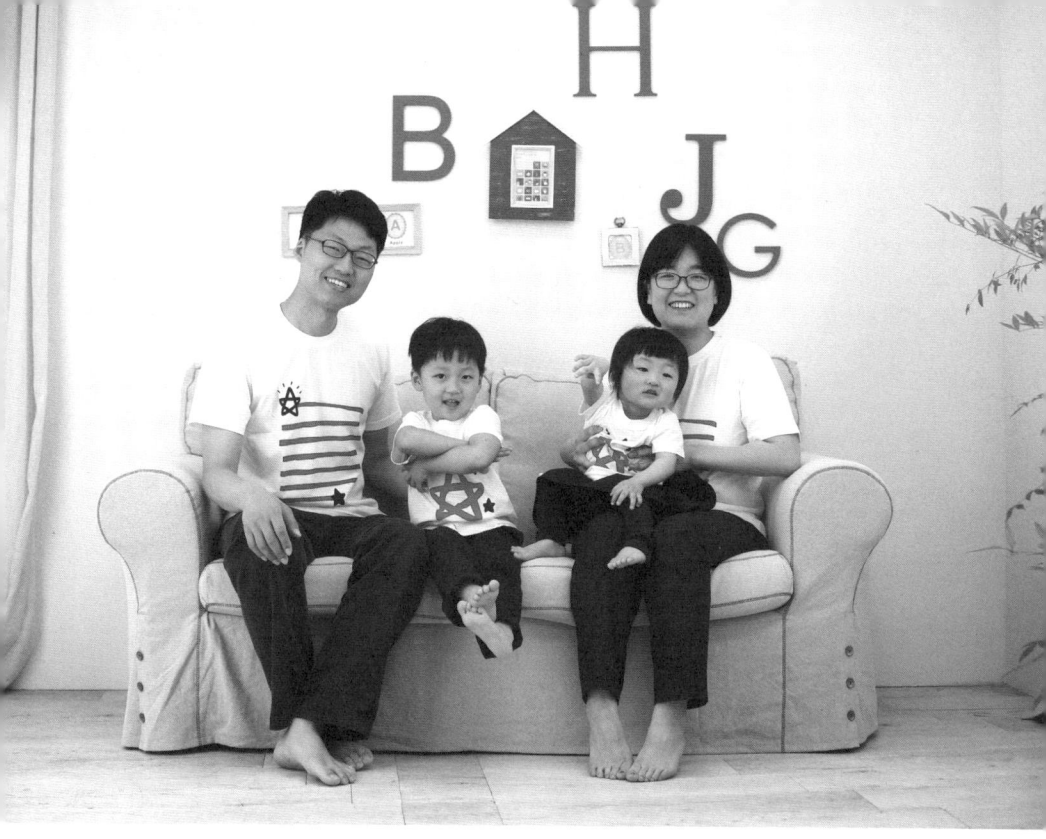

을 멋모르고 열었다가 오른쪽 팔 전체가 수포로 뒤덮였던 기억입니다.

다행히 대학생 때엔 병원 가까이에서 지냈던 덕에 매일 화상연고를 바르고 관리해 흉터가 생기지 않았습니다. 하지만 어렸을 때는 매일 자전거를 타고 노느라 화상 부위에 감아 둔 붕대가 흘러내려 흉터가 심하게 남고 말았습니다. 이런 기억이 있다 보니 어린아이가 화상을 입어 응급실을 방문하면 행여 저처럼 흉이 지지 않을까 걱정스러운 마음에 붕대를 감아 주고 나서도 흘러내리지 않도록 추가 조치를 해주곤 합니다.

이전엔 미처 몰랐던 부모의 마음이 내 아이가 아파 본 이후로는 좀 더 남

다르게 느껴지기도 합니다. 아이를 키우는 부모라면 한 번씩 겪는 일이 아닐까 싶은데요, 하루는 집에서 잘 놀던 아이에게 갑자기 경련이 발생했습니다. 119 구급대를 통해 근처 응급실에 방문했고 이후 아이는 열이 오르면서 한차례 더 경련을 해 소아과 병동으로 입원하게 되었습니다.

다행히 더 이상의 경련은 없어 단순한 열성경련으로 진단받고 3일 만에 퇴원할 수 있었습니다. 평소 응급실에서 놀란 엄마 아빠를 진정시키는 입장이었음에도 제가 직접 보호자가 되어 보니 적잖이 당황이 되더군요. 이제는 응급실에서 열성경련 환아와 당황한 보호자를 보면 남 일 같지 않게 느껴져, 진료 중 제 아이가 입원했던 얘기를 하면서 안심시키는 제 자신을 보게 됩니다.

아이가 아플 때 엄마 아빠의 마음이야 오죽하겠습니까마는, 아이와 한시도 떨어질 수 없는 엄마가 아프면 그것도 참 큰 문제입니다.

밤늦은 시각, 40대 정도로 보이는 여성 환자가 복통을 호소하며 응급실에 들어왔고 침상에 엎드려 계속해서 구토를 했습니다. 위쪽 복부 통증을 심하게 호소하는 환자를 애써 진정시켜 진찰해 보니, 오른쪽 윗배를 누를 때 통증을 심하게 호소했습니다. 황달은 없었지만 열이 있어 간염이나 간담도 질환이 의심되는 상태였습니다. 정확한 진단은 혈액검사로 확인하기로 하고 먼저 진토제와 수액치료를 처방했습니다.

같이 온 남편은 갓난아기를 안고 있었는데, 차트를 보니 엄마는 30대 초반, 아기는 생후 7개월이라고 기록되어 있었습니다. 저희 아이 7개월 때와 비교해 보니 반이나 겨우 넘을까 싶을 정도로 작은 체중. 엄마의 남루한 행색과 아빠의 어둔한 말투가 아기가 속한 가정환경의 어려움을 말해 주고 있었습니다.

1시간여 뒤 나온 혈액검사 결과에서는 급격한 간수치 상승 소견이 확인되었습니다. 다른 담도 관련 수치들이 증가하지 않은 것으로 봐서는 급성 간염이 의심되는 상황이었습니다. 아기는 계속 엄마 품에 안겨 젖 달라고 울고 있었지만 간염이 의심되는 상황이니 젖을 물리라고 하기도 어려웠습니다. 분유를 가져왔냐고 물으니 7개월인 그때까지 다른 분유나 이유식은 전혀 먹이지 않고 모유만 먹였다고 했습니다.

보통 소아과에서 권장하는 바에 따르면, 6개월 이후엔 이유식을 시작하라고 되어 있지만 발육이 좋은 요즘 아기들은 빠르면 4~5개월에도 미음이나 죽을 먹기 시작합니다. 그래서 환자의 아기가 더 왜소해 보였나 싶었습니다.

간수치가 높아 입원해서 금식과 수액치료를 해야 한다고 설명했더니 환자는 집에 아이가 둘이 더 있다며 입원이 어렵다고 했습니다. 아이들은 남편이 돌봐 주셔야 할 것 같다고 했더니 하루 벌어 하루 먹고사는 처지라 아이들을 보기 어렵다고 합니다. 그럼 다른 친지에게 부탁드려야 할 것 같다고 했더니 그마저도 도움 줄 만한 사람이 없다고 했습니다. 이 이야기를 하는 중에도 환자는 구역질이 계속되어 엎드린 자세로 괴로워했습니다.

진토제를 두 종류나 사용했음에도 별 호전이 없는데 어떻게 집에 가서 아이들을 볼 수 있을까요? 게다가 급성 간염이면 집에 있는 아이들한테 전염 우려도 있었습니다. 환자가 전격성 간염으로 넘어가 위험에 빠질 가능성도 있었습니다.

일단 젖 달라고 보채는 아기를 위해 소아과 병동에 연락해서 분유를 한 병 얻어 왔습니다. 하지만 원체 엄마 젖만 먹던 아기인 데다 낯선 환경에서 계속 울고 보채다 보니 어렵게 구해 온 분유를 입에 대지도 않았습니다. 그렇다고 엄마도 없는 집으로 돌려보낼 수도 없는 노릇이고요.

아빠가 포대기로 등에 업고 달래 보았지만 배가 고파서인지 잠이 와서인지 아기는 자꾸 울기만 했습니다. 결국 도저히 입원할 상황이 안 된다며 아픈 배를 쥐고 응급실 밖을 나서는 환자의 뒷모습에 제가 할 수 있는 것이 없어 더 가슴이 아팠습니다.

저성장 시대가 오면서 외벌이로는 한 가정이 유지되지 않는 요즘입니다. 이제 어느덧 아이는 어린이집에서 키워지고 엄마와 아빠는 일터로 나가는 모습이 일상이 되었습니다. 그런 면에서 보면 몸이 아파도 마음껏 아플 여유도 없는 엄마의 슬픔은, 아마 이 가족만의 이야기는 아닐 겁니다. 가족이 모두 건강해야 겨우 생활이 유지되는 아슬아슬한 생활에 병마의 고통은 그리 녹록치 않아 보입니다.

◯ 참고_ 응급실 사용 설명서 #3 바이러스성 간염, 간경변증, 간암 (p.233)

3장

아빠의 마음을
헤아리지 못해 죄송합니다

아이가 아파서 응급실로 오게 되면, 보통 아빠는 가만히 지켜보고 엄마가 증상을 설명합니다. 간혹 엄마가 병원에 방문하지 못하고 아빠만 아이와 함께 오게 되면, 아이 체중이나 예방접종 과거력, 투약한 약 종류나 과거 병력 등 중요한 정보를 알 수 없는 경우가 많습니다. 결국, 엄마와 직접 전화 통화를 해야 정보를 얻게 되는 경우가 대부분이지요.

하지만 아빠가 아이에 대해 잘 모른다 할지라도 마음까지 그와 같진 않을 겁니다. 그러고 보니 어렸을 적 아버지께서 많이 놀라셨던 일이 생각나네요. 초등학교 갓 입학했을 때, 온도계가 뚜껑에 붙어있는 필통을 선물 받은 적이 있습니다. 수은주가 오르내리는 것이 너무도 신기해 냉장고에 넣었다가 이불 속에도 넣었다가 하며 놀았었죠. 그러다 온도계 안에 들어있는 물질에 대해 궁금해졌었나 봅니다. (사실 어떤 생각으로 그랬는지 지금은 기억나지 않습니다.)

온도계를 깨서 그 안에서 흘러나온 액체를 맛보고 동생에게도 맛 보여주던 중, 부모님께 발견되어 근처 대학병원 응급실로 실려 가게 되었습니다. 그때 그 맛이 생각나네요, 왁스 맛이 났었는데 말이죠. 그때, 아버지께서 엄청난 속도로 차를 몰았던 것이 생각납니다. 평소 말씀은 잘 안 하시지만 아들이 잘못될까 많이 걱정되셨던 거겠죠.

결국 응급실 담당의 선생님은 이 물질이 수은인지 아닌지 확인이 어려우니 일단 위장관 세척을 하자 결정하였습니다. 다행히 학용품인 필통에 수은이 들어간 온도계를 썼을 가능성은 적다는 이유로 퇴원을 하긴 했는데요. 아마 모르긴 몰라도 그 날 그 응급실은 위세척을 받는 두 명의 어린이 덕에 적잖이 시끄러웠을 겁니다. (최근에는 액체 수은이 소화기계에서 흡수되지 않는다는 것이 밝혀져 위장관 세척을 하지 않습니다.)

아이가 아플 때, 그 속마음을 다 표현하지 않아서일 뿐 아빠의 마음도 엄마의 표현만큼이나 아플 겁니다. 어느 날 저녁, 한 아빠가 대여섯 살 된 건강해 보이는 남자 아이를 데리고 응급실에 왔습니다. 아이가 보조석에 앉아 있다가 잠깐 안전벨트를 푼 사이 앞 차량이 급정거를 하였고, 아이가 앞으로 튕겨져 나갔다고 합니다. 아이는 유리창에 머리를 세게 부딪혔고, 유리가 깨져 금이 갔다고 하더군요.

아이의 이마에 특별히 부종이나 상처는 없었고 다행히 아이는 혼자 잘 놀고 있었습니다. 하지만 유리가 깨질 정도의 둔상이 있었고, 내원 직전에 구역질을 한 번 했다고 하여 의료진 입장에서는 마냥 괜찮다고만 할 수는 없는 일이었습니다.

자동차 사고와 관련된 환자의 경우, 검사를 과하게 요구하거나 무조건 입원을 시켜 달라고 조르는 일이 많습니다. 이번 경우도 아빠가 아이의 사고 상황을 좀 과장하는 게 아닌가 하는 생각을 했습니다. 일단 구역질이 있었다고 하니 머리 CT 검사를 해야 할 것 같다고 말씀드렸습니다.

잠시 후 영상의학과에서 아이가 울면서 심하게 움직여 촬영을 할 수 없다는 연락이 왔습니다. 응급실로 돌아온 아빠에게 아이를 수면제로 재워서라도 CT 확인을 하실지 물었습니다. 솔직히 그냥 지켜보겠다고 하고 귀가했으면, 하고 바랬습니다. 하지만 확인하겠다고 하시기에 전 퉁명스레 "그럼 찍어 봅시다." 하고 아이에게 시럽으로 된 수면제를 처방했습니다. 이후 다른 환자들을 보느라 시간 가는 줄 모르던 중, 아빠는 아이가 자지 않는다고 다시 저를 찾았습니다. 수면제를 추가로 사용하고 나서 한참이 지난 뒤에야 아이는 잠이 들어 CT실로 옮겨졌습니다.

어렵게 확인한 머리 CT 검사에서 다행히 특별한 뇌출혈 소견이나 골절 소견은 없었습니다. 저는 깊게 잠이 든 아이 옆에서 늦은 저녁 삼아 빵을 먹으며 결과를 기다리던 아빠에게 다가가 짧게 결과를 설명했습니다. 별 이상은 없는 것 같다고...

그러자 갑자기 아빠가 먹고 있던 빵을 입에 문 채 엉엉 우시는 게 아니겠습니까? 전혀 생각지도, 경험하지도 못한 일이었습니다.

그제야 저는 이 분이 세 시간에 걸친 긴 기다림 동안 '내 아이가 잘못되면 어쩌나' 하는 생각에 얼마나 걱정하고 있었는지 깨달았습니다. 그냥 'CT 찍어 보고 싶으면 찍어보세요' 하는 무책임하고 교과서적인 말만 해 놓고, 아이 아빠가 얼마나 걱정하고 있을지는 생각지도 못했던 것입니다. '큰 문제는 없을 겁니다. 걱정 마세요.' 하는 그 흔한 말조차도 없이 사무적으로 보호자를 대한 것이었지요.

늦어도 한참 늦었지만, 그제야 전 얘기했습니다.

"아이가 괜찮으니 다행입니다. 걱정 많이 하셨나 보네요."

부끄러워 더 이상의 위로의 말도 건넬 수 없었습니다.

응급실 의료진은 다양한 아픈 환자와 다친 환자를 만납니다. 환자를 많이 만난다는 것은 경험이 쌓이는 것이기도 하지만 익숙해지는 것이기도 합니다. 익숙해지고 나면 때로는, 그 환자의 고통이나 불안감이 잘 느껴지지 않을 때도 있습니다. 그래서 '차가운 의사', '차가운 간호사'의 이미지를 가지게 되는 것 같습니다.

직업인으로서의 의료인이 아닌, 환아의 아빠의 마음으로, 환자의 남편의 마음으로 진료하는 것, 그리고 더 중요한 건 그것을 표현하려는 노력이 저를 포함한 우리 의료진에게 필요해 보입니다.

▶ 참고 _ 응급실 사용 설명서 #5 중증 외상과 화상의 일반 처치 (p.243)

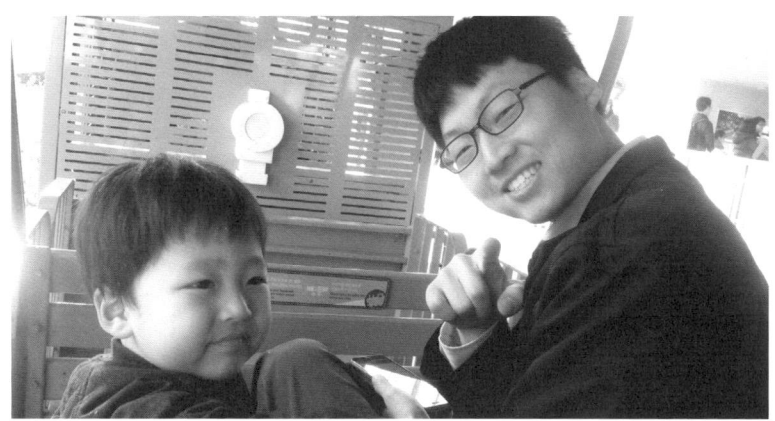

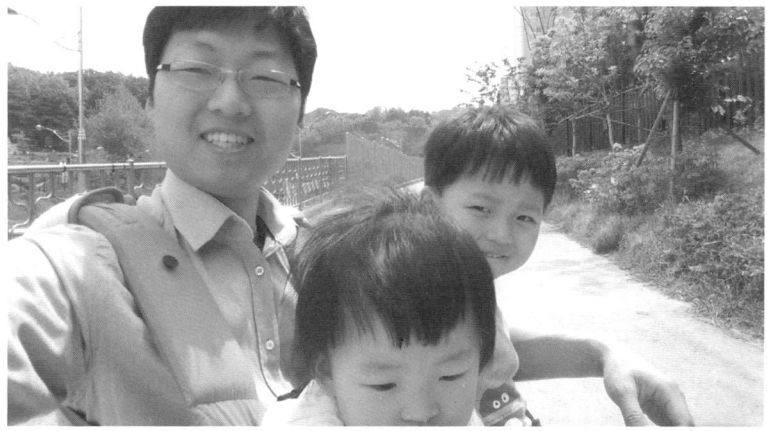

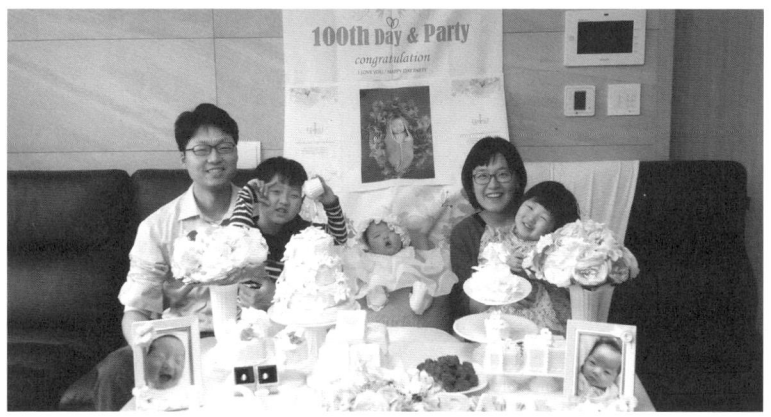

2부 <아이를 키우면서>

4장

아이가 곁에 있어주는 것만으로도 얼마나 큰 행복이 되는지요

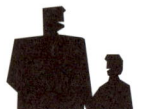

진료 현장에서 많은 환자와 만나 진찰을 하고 아픈 이야기를 듣고 냉철한 판단을 내리는 의사들. 하지만 그들도 집으로 돌아가면 토끼 같은 자식들의 엄마 아빠가 되어 일상을 살아갑니다. 그들의 일상에는 여느 사람들처럼 다양한 희로애락이 있고, 그중엔 아픔도 있을 겁니다. 비록 의사라 하더라도 그 아픔이 본인 아이들의 아픔인 경우엔 더 크게 다가오게 마련이겠지요.

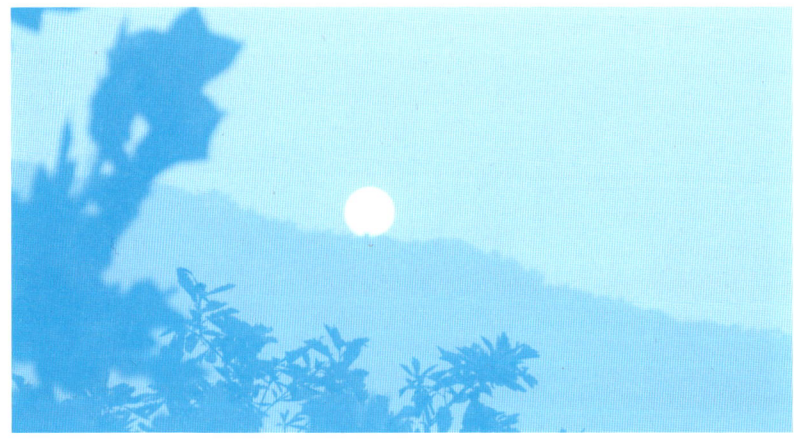

오늘은 여러분께 '예기치 않게 보호자가 된 의사 아빠들의 이야기'를 전하려 합니다. 아무래도 이 이야기는 먼저 저희 가족 이야기로 시작하는 것이 좋을 것 같습니다.

저희 집엔 세 아이가 있습니다. 첫째인 아들은 건강하고 활발해서 몇 번 넘어져 다친 것 외엔 크는 동안 별 문제가 없었는데, 둘째인 딸은 태어났을 때부터 온 몸의 근육에 힘이 떨어져 걱정스러운 상태였습니다. 생후 6개월쯤 되어 예방접종을 받으러 간 소아과에서, 아이의 골반 관절이 빠지는 소견이 있으니 큰 병원에 가 보라고 하더군요. 셋째는 아직 신생아라서 어떨지 모르겠네요.

둘째가 근육에 힘이 없는 것은 알고 있었지만 관절에 문제가 있다고 하니 걸을 수 있을지 적잖이 걱정이 되었습니다. 대학병원 소아 정형외과 외래 진료를 위해 예약을 해 놓고 기다리는 2주간이 다른 때보다 길게 느껴졌습니다. 기다리던 그 날, 아이의 골반 관절이 안정되도록 하기 위해선 만 두 살이 될 즈음에 수술이 필요할 수도 있다는 소견을 들었습니다. 이 작고 사랑스러운 아이를 전신마취로 재우고 양 다리에 칼을 대야 한다니요. 아내 앞에선 애써 태연한 척 하려 했지만 제 마음 한 구석은 이내 답답해져 왔습니다.

일단 우선은 양쪽 대퇴골두가 들어간 자세를 유지할 수 있는 보조기를 적용하고 매 달 외래 관찰을 하기로 했습니다. 보조기를 채우고 다리의 자유를 제한하고 나니 아이가 집에 와서 얼마나 짜증을 내던지요. 특히 잠투정하다 잠에 들기 전, 힘없는 다리를 폈다 오므리며 보조기를 벗어내겠다고 용쓰는 게 참 안쓰러웠습니다. 그 작은 아이가 울며 보채니 별 일 아니라고 애써 위로하던 제 마음도 산산조각 나는 것만 같았습니다.

한두 달에 한 번씩 초음파로 관절 상태를 확인하면서 경과를 관찰하던 중, 먼저 오른쪽 관절이 들어가 자리를 잡았다는 좋은 소식이 있었고 최근엔 왼쪽 관절까지 자리를 잡아 일단 수술은 미뤄두고 좀 더 관찰을 유지하기로 했습니다. 밤마다 불편하다며 짜증을 부리기는 하지만, 보조기를 한 채 걷는 연습도 잘 하고 관절 상태도 조금씩 좋아지고 있어 정말 다행이라고 생각하고 있습니다. 지나고 생각하니 우리 집 이야기는 앞으로 이어질 이야기에 비하면 참 행복한 아빠의 이야기라고도 할 수 있겠네요.

언론을 통해 몇 번 공개된 이야기입니다만, 우리가 잘 아는 의료인이면서 환자 보호자로서의 경험을 가진 분들이 있습니다. 먼저, '시골의사'로 잘 알려진 박경철 선생님은 MBC <무릎팍도사>에 출연해 의료사고로 인해 뇌성마비를 앓게 된 아들 이야기를 공개했습니다. 다행히 적극적인 치료 덕분에 상태가 매우 호전되었다고 하는데, 그 뒤에는 의사이자 아버지로서 눈물겨운 노력이 숨어 있었을 것입니다.

또 다른 분으로는, 전임 대한 의사협회 회장이기도 한 노환규 선생님이 있습니다. 인턴으로 수련을 시작해 외출도 못하고 정신없이 지내던 시기, 갑자기 임신 중이던 부인이 응급수술에 들어간다는 급한 연락이 왔다고 합니다. 영문도 모르고 수술에 동의한 후 일을 정리한 뒤 달려가 보니, 수술은 마무리 중이었고 아기는 인큐베이터 안에서 인공호흡기를 달고 있었습니다.

나중에 알고 보니 출산 예정일보다 한 달여 일찍 양수가 터지면서 제대탈출이 발생했던 것이었습니다. 급히 응급실에 도착해 응급수술을 준비하던 중, 의료진들은 태아가 사망한 것으로 판단했다고 합니다. 하지만 제왕절개로 죽은 줄 알았던 태아를 꺼내고 보니 미약하게 숨을 쉬어 심폐소생술을 하고 신생아 중환자실로 옮긴 것이었습니다.

심장이 제대로 뛰지 않으면 뇌는 산소공급을 받지 못하기 때문에 뇌손상을 입게 됩니다. 아기는 응급실과 수술실에서 사망 판정을 받을 정도로 심장이 오랫동안 뛰지 못했으니 제대로 된 뇌기능을 기대하기 어려웠습니다. 게다가 뇌출혈까지 확인되어 3주째 되던 날엔 치료를 포기할 것을 권유받았습니다.

인공호흡기를 떼고 지켜봤지만 아이의 심장은 미약하게 뛰고 있었고 산소공급까지 중단했지만 아이는 죽지 않았습니다. 결국 가망 없는 퇴원을 하게 되었고, 장례 치를 준비를 하고 집에 데려온 아이는 서서히 보리차를 받아먹기 시작, 우유까지 먹기 시작하더니 한 달 뒤 첫울음을 터뜨렸다고 합니다.

그렇게 두 번의 사망 판정을 이겨내고 삶의 끈을 놓지 않았던 아이가 지금은 건강하게 자라 고등학교 때엔 아이스하키 선수로 활동했을 정도로 장성했다고 합니다. 선생님께서는 처음에는 아이가 살기만을, 두 번째는 앞을 보기만을, 세 번째는 걸을 수 있기만을 바랐고, 그 다음엔 대화할 수 있기를 바랐다고 하는데, 이 모든 소원이 이뤄지면서 평범한 일상의 소중함을 알게 되었다고 얘기합니다.

5장

당신만이라도
행복할 수 있을까?

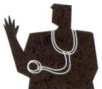

앞의 두 분의 이야기는 언론을 통해 많이 알려져 있는 이야기이지요. 자녀가 죽음의 문턱을 넘나드는 사투를 하는 과정을 지켜보며 얼마나 가슴 아팠을지 상상만으로도 힘들어집니다. 그래도 경과가 좋아 여러 사람들과 행복한 결말을 나눌 수 있는 이야기여서 다행입니다. 다음 이야기는 제가 알고 지내는 한 외과 의사 선생님의 이야기입니다. 본인과 아이의 이야기를 인터뷰를 통해 진솔하게 들려주셨습니다.

지금부터는 제가 이분의 입장이 되어 대신 이야기를 전해 드리려 합니다.

1월의 어느 한겨울 날, 기다리던 열 달을 모두 채우고 건강한 사내아이가 태어났습니다. 저는 외과 전공의로 4년차 막바지 수련을 받고 있었을 때였지요. 축복 속에 태어난 아이가 생후 2개월이 되던 초봄 어느 날, 특별한 증상 없이 갑자기 열이 나기 시작했고 열이 조절되지 않더니 다음 날 경련이 시작되었습니다.

보통 생후 100일 이내에 열이 나는 경우는 드뭅니다. 엄마의 면역체계가 출생 후 어느 기간 정도는 작용하기 때문입니다. 따라서 생후 100일 이내의 영아가 열이 나는 경우, 중증 감염일 가능성이 높아 신생아 중환자실 입원과 집중 관찰이 필요한 경우가 많습니다.

수련 중이던 병원 응급실로 실려 온 아이는 혈액검사와 뇌척수액 검사를 통해 세균성 뇌수막염 및 뇌염을 진단받았습니다. 이후 갖은 노력과 처치에도 경련이 멈추지 않아 인공호흡기를 달고 중환자실로 입원하게 되었습니다. 치료 과정 중 시행한 머리 CT, MRI 검사 결과는 한쪽 뇌가 다 녹았다고 표현할 수 있을 정도로 참담했습니다. 생사를 넘나드는 기나긴 치료과정을 거쳐 2개월 만에 아기는 겨우 인공호흡기를 뗄 수 있었습니다.

그때부터였습니다. 아이는 목도 가누지 못하는 상태로 강직성 사지마비라는 진단을 받고 길고 긴 재활치료에 들어갔습니다. 경련약을 복용해도 지속되는 경련에 부모로서 몸고생 마음고생 정말 많았지요. 그때까지 무신론자였던 전 누군지도 모를 신께 기도했습니다. 제발 저 아이가 입으로 밥 먹고살게만 해 달라고, 다른 건 바라지 않겠다고... 그래서 그런지 딱 거기까지만 해 주시더군요. 그렇게 제게 전혀 예상하지 못했던 사지마비 환아 보호자로서의 삶이 시작되었습니다.

아픈 아이를 돌보기 시작하니 공부가 손에 잡히지 않았습니다. 전문의 시험을 포기할까도 생각했지만 아내의 의견에 따라 아이는 아내에게 맡겨 놓은 채 그렇게 손에 잡히지 않는 책을 붙잡았습니다. 다행히 당해 전문의 시험에 합격할 수 있었고 다음해에는 군 생활 대신 지방 보건소에서 공중보건의 생활을 시작하게 되었습니다.

그때 제 짧은 생각으론 이제 긴 싸움이 시작되었으니 아픈 아이를 위해 돈을 많이 벌어 놔야겠다 싶었습니다. 그래서 아이를 아내에게만 맡겨 놓고 매일같이 당직 아르바이트를 했습니다. 밤 근무를 마치고 집에 오는 날은 물리치료, 재활치료를 위해 대학병원으로 아이를 이송해 주는 역할을 하고, 그 외에 밤은 모두 병원에서 지내는 생활을 했었습니다.

그러던 어느 날, 24시간 엄마 등에 업혀 나아질 기미 없이 경련을 반복하는 아이의 병수발에 지쳐 가던 아내가 제게 얘기하더군요. 며칠 전부터 복도를 지나는데 그런 상상을 하게 된다고요.

"나와 아이가 여기서 떨어지면 당신만이라도 행복하게 살 수 있을까?"

그제야 깨달았습니다. 지금 저희 가족에게 중요한 건 돈이 아니라 긴긴 투병 생활 동안 지치지 않는 마음이라는 걸... 제 어리석은 판단에 고통 받다 극한 생각까지 하게 되었던 아내에게 정말 미안했습니다.

도움 받을 가족 없이 지방에서 아이를 돌보느라 지쳐 가던 그때, 우리 부부에게 한 줄기 희망이 찾아왔습니다. 어떻게 보면 첫 번째 기적이겠지요. 물리치료를 받던 중 지쳐 있는 아이 엄마의 모습을 본 물리치료사가 새로 개원을 준비 중인 어린이집을 소개해 주었습니다. 그 어린이집은 근처의 개척교회에서 장애아동 통합 어린이집으로 운영하기 위해 준비 중이었습니다. 저희에게는 정말 하늘이 준 선물과도 같은 상황이었죠. 당장 이 아이가 너무 버거워진 상황이었으니까요.

드디어 아이가 2살이던 가을 날, 어린이집 차량이 집 앞으로 왔고 첫 등원을 시켰습니다. 이제까지 모든 것에 도움이 필요하고 목조차 가누지 못하는 아이와 한시도 떨어질 수 없었던, 그래서 햇빛 보는 것조차 사치였던 아내에게 처음으로 고요한 자유의 시간이 생긴 것입니다.

아이를 보내 놓고 아내와 전 한동안 아무 대화도 없이 멍하니 앉아 있었습니다. 그렇게 가만히 있으려니 아이가 어린이집에 가서 방임이나 학대를 당하는 건 아닌지 걱정되기 시작하면서 영 기분이 좋지 않더군요. 그러자 아내가 일어나 설거지와 청소를 하기 시작했습니다. 그 모습을 바라보던 전, 조용히 아내를 제지했습니다.

"이거 하려고 우리 아이, 어린이집 보낸 거 아니잖아."

아이를 낳은 이후 처음으로 둘만의 외출을 하기로 했습니다. 아파트 뒷산에 올라가기로 한 거죠. 기린봉, 지금도 기억나네요. 너무 오랜만에 야외활동을 나오니 지금이면 10분 만에 올라갈 뒷산 봉우리를 1시간에 걸쳐 헉헉대며 올라갔습니다. 그동안 아이를 돌보느라 아내가 몸도 마음도 너무나 약해져 있었던 거죠. 가슴 아팠습니다.

그 뒤로 아이가 어린이집으로 가면 매일같이 뒷산을 올랐습니다. 산을 헉헉대며 오르는 그 시간만은 아이를 지켜보는 고통도, 아이를 건강하게 키워내지 못했다는 죄책감도 느껴지지 않았습니다. 그렇게 오랜 시간이 지나자 서서히 몸에 힘이 나고 마음도 편해져 부부간에 대화도 늘었습니다. 산에 오르신 분들과 정보 교환도 하다 보니 다른 등산코스도 듣게 되었습니다. 그 뒤로 남도지역의 산 곳곳을 다니게 되었고, 그러다 보니 정신건강도 좋아졌습니다. 무릎과 허리도 좋아져서 아이를 업고 있는 것이 힘들지 않게 되었습니다.

그렇게 3년간의 공중보건의 생활을 마치고 지방에서 올라온 뒤, 저희는 또 한 번의 기적을 경험하게 되었습니다. 그동안 아이를 보살펴 주었던 곳과 같은 장애아동 어린이집을 수도권에서 찾아보니 대기자가 너무도 많아 당장 도움을 받을 상황이 되지 않았습니다. 그래도 한번 둘러나 보자 하는 생각으로 저는 혼자 아이를 업고 수녀원에서 운영하는 한 장애인 복지관을 방문했습니다.

그 모습이 관계자 분들이 보기에는 아빠가 홀로 중증 장애 아동을 키우며 고생하고 있는 것으로 보였나 봅니다. 한 수녀님이 조용히 저를 방으로 부르더니, 상황이 되지 않지만 사정이 딱하니 자리를 마련해 주겠노라 약속을 해 주시는 것이었습니다. 시간이 지나서 아빠가 의사이고 아이 엄마도 있다는 사실을 알고 다들 놀라워했지만, 제가 근무하는 병원에서 복지관 아동들이 여러 도움을 받게 되자 관계자 분들도 제게 감사해 하셨습니다.

5년 정도 살면 많이 사는 거라던 처음 발병 당시의 평가를 뒤로 하고 그렇게 아이는 무럭무럭 잘 커 주었습니다. 그때까지 이 아이에게 쏟는 정성이 줄어들까 걱정되어 미뤄왔었던 임신 계획을 용기 내어 진행해, 예쁜 동생도 얻게 되었습니다.

시간이 흘러 장애 아동을 가진 부모에게 한 가지 아픈 시간이 왔습니다.

아이 또래 친구들이 초등학교에 입학할 시기가 되자, 일괄적으로 발송되는 초등학교 취학통지서가 날아온 것이었습니다. 의무교육이라지만 실제로는 학교에 갈 수 없는 아이를 키우는 부모의 마음은 참 씁쓸한 것이지요. 게다가 일반 학교가 아닌 특수학교의 도움을 받으려 해도 사지를 전혀 쓰지 못하는 저희 아이는 받아 주지 않는다는 것이었습니다.

그래서 세 번째 기적을 일으키기 위해 뭉쳤습니다. 복지관에서 만난 일곱 가족이 교육청에 민원을 내기로 결정했습니다. 중증 장애 아동이라 하더라도 초등학교 의무교육은 받을 수 있게 해 주어야 하지 않겠냐는 내용이었습니다. 다행히 요청이 받아들여져 일반 초등학교에 특수학급이 만들어졌습니다. 그렇게 아이는 초등학교 6학년 나이까지 잘 커 주고 있습니다.

요즘 몸도 마음도 많이 건강해진 저희 가족은 함께 드라이브도 하고 캠핑도 가며 행복을 느끼고 추억을 쌓아 가고 있습니다. 언젠가 아이가 나보다 먼저 눈을 감는 날이 오겠지만 그날도 잘 이겨 낼 수 있을 것 같다는 자신감이 생겼습니다. 이 아이가 저희 부부에게 와 주어 너무도 고맙습니다. 덕분에 많은 것을 배우고 행복이 무엇인지 깨닫게 되었습니다.

올 여름엔 계획이 하나 있습니다. 아이와 함께 가족이 제주도 바다에서 수영을 즐기는 것입니다. 아이와 함께, 가족과 함께 계속해서 기적을 만들어 가고자 합니다.

지금까지 제가 그 선생님의 입장이 되어 수많은 어려운 상황들을 되짚어 보았습니다. 돌이켜 보니 많은 기적이 있었구나 하는 생각이 듭니다. 그러한 기적을 경험하고 나서야 평범한 일상의 소중함을 깨닫게 되는 것인가 봅니다. 내 아이가 남들보다 성적이 높아야, 좋은 학벌을 얻어야, 좋은 직장을 가져야 행복한 것이 아니라 내 곁에 있어 주어서, 아이의 존재 그 자체만으로 소중하다는 것을 다시 한 번 느끼게 됩니다.

또한 어려운 이야기를 담담히 공개해 주신 선생님께도 감사드립니다. 제게 차분하게 이야기를 들려주시는 선생님의 표정을 보니 이분은 장애 아동을 키우는 고통에 대해 치유가 많이 되셨구나, 그래서 이렇게 힘들었던 과정을 다 얘기하실 수 있구나 하는 생각이 들었습니다. 어쩌면 우리는 다른 사람에게 내 마음을 이야기하면서 자기 자신을 치유하고 있는 것인지도 모릅니다. 선생님의 부인이 극한 생각을 혼자 하지 않고 용기 내어 표현했던 것처럼 말이지요.

병원에서 환자 앞에 설 때엔 의사이지만 근무를 마치면 한 명의 생활인입니다. 그래서 때론 환자가 되었다가 어떤 때엔 보호자가 되기도 하지요. 진료를 볼 때에도 이런 사실을 잊지 않는다면 환자와 의사의 거리가 점점 가까워지지 않을까 생각해 봅니다.

6장

셋째를 맞을
준비를 하고 있습니다

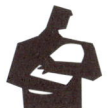

　한밤중에 눈이 떠졌습니다. 아내가 부탁한 해야 할 일이 있거든요. 아내는 지금 집에 없습니다. 어디에 있냐고요? 셋째를 낳고 산후조리원에 있습니다. 이제 3일 뒤면 갓난 아기 복댕이와 함께 집에 오게 되지요. 그래서 미리 아기 맞을 준비를 하는 중입니다.

　둘째를 키우고 이제는 필요 없을 거라 생각해 처분했던 몇몇 아기용품을 다시 구입하게 되었습니다. 젖병, 수유베게, 아기 기저귀 등 말이죠. 그리고 이번에는 큰애들과 함께 지내는 걸 고려해 아기침대도 들이기로 했습니다. 손수 조립을 해야 하는데 설명서만 보게 되고 잘 손에 잡히지 않네요. 이 글 쓰고 나서 바로 조립하려고요.

　복댕이는 제게 특별한 아이입니다. 의학의 불완전함을 알려주었죠. 더 이상의 가족계획이 없었던지라 묶고 끊고 지졌는데, 그 완벽했다던 수술과 씨 없는 수박 확인 과정을 거친 길을 뚫고 나오다니요. 그 강한 생명력으로 왠지 대단한 아이가 태어날 것 같은 예감을 느꼈습니다. 운명처럼 복댕이를 받아들였죠.

헌데 이번에도 산모가 고생이 너무 심했습니다. 첫째 땐 아이가 너무 커서 출산 중에 큰 위기가 왔었어요. 분만실로 병원 내 여러 선생님들이 뛰어들어 왔었죠. 둘째 땐 출산 후 두통이 심해 촬영한 머리 CT 검사에서 작은 뇌출혈이 확인되어 신경외과에 입원하는 일이 있었습니다. 그때도 맘고생 많았는데 말이에요.

이번에는 임신중독증(전자간증)이 와서 아이를 예정일보다 한 달 일찍 낳게 되었습니다. 임신중독증이 뭐냐고요? 임신 중 고혈압에 노출되면 일반적인 고혈압처럼 혈압을 약으로 조절하기 어렵습니다. 약물 반응도 문제이지만 태아에게 가는 혈류가 적어질 수 있기 때문이지요. 이 상태에서 단백뇨가 나오면 전자간증이라는 질환으로 넘어갔다고 볼 수 있습니다. 이 질환은 자간증이라는 전신 경련이 발생하는 위험한 질환의 전 상태입니다. 전자간증 상태에서는 아이를 빨리 낳아 고혈압의 인자를 제거하는 것 외에는 근본적인 다른 치료방법이 없습니다. 산모가 경련까지 가는 것을 막아야 하기 때문에 뱃속에 아기가 일찍 나오는 손해가 있더라도 유도분만이나 제왕절개 수술로 출산을 서두르게 됩니다.

산부인과에서 37세 고위험군 임산부에 혈압이 높아 걱정된다는 얘기를 들었지만 단백뇨는 나오지 않아 세심히 지켜보고 있었습니다. 헌데 출산 예정일을 한 달 앞둔 어느 날, 아내가 몸살 기운을 호소하더니 구토, 설사를 지속하였습니다. 전날 무리해서 결혼식장에 갔다가 장염이 왔나보다 하고 하루 지켜봤는데 호전이 없었습니다. 수액이라도 맞추고 탈수보정을 할 요량으로 응급실로 가서 혹시 몰라 소변검사를 나갔습니다. 그런데, 그 전까지는 나타나지 않던 단백뇨가 나왔습니다. 단순한 장염이 아니라 전자간증 상태에서 온 구토일 가능성이 높아졌습니다.

급히 다니던 산부인과 응급분만실과 연락했습니다. 전화를 받은 당직 과장님은 일단 산부인과 분만실로 넘어오라고 하셨습니다. 응급실에서 마냥 신난 두 아이들과 계속 구토하는 산모까지 챙기느라 정신이 없었지만 일단 산모와 아기가 최우선이었습니다. 여러 가지로 복잡한 심경을 안고 도착한 산부인과 분만실에서 당직 과장님은 바로 유도분만을 시작하자는 결론을 내셨습니다. 아직 출산 예정일은 한 달이 넘게 남았는데 말이죠.

다음날 아침, 주사제를 이용한 유도분만 절차에 들어갔습니다. 자궁을 수축시키는 약물을 정맥으로 서서히 주사해 태아가 출산 과정에 들어가도록 돕는 방법입니다. 동시에 고혈압성 경련인 자간증을 막기 위한 마그네슘 주사치료도 시행되었습니다. 시간이 가면서 진통이 서서히 심해지고 순조롭게 자궁 경부가 열리고 있다고 하여 지켜보았지만 어느 순간부터 아이는 내려오지 않고 진행이 더뎌졌습니다. 수 시간에 걸친 심한 진통과 여러 번의 내진 결과, 주치의 선생님은 결정을 내려야겠다며 저를 불렀습니다. 더 이상 자연분만을 시도하는 것은 위험하니 수술로 태아를 꺼내자고 하십니다. 산모의 높은 혈압, 한 달이나 남은 예정일, 오랜 진통과 자궁수축제로 인해 걱정되는 태아의 상태... 머릿속이 복잡해집니다. 결국 주치의 선생님의 권유대로 제왕절개 수술을 진행하기로 했습니다.

　손을 꼭 잡아주며 산모를 수술실로 들여보낸 얼마 후, 아기가 나왔으나 상태가 좋지 않아 바로 면회가 어렵겠다는 간호사의 설명이 있었습니다. 아내로부터 들은 수술실 안에서의 상황 또한 심각했습니다. 처음에 아기가 숨을 제대로 쉬지 않고 저산소증으로 피부색이 나빠 심폐소생술 하자는 얘기까지 나왔다고 합니다. 아기는 다행히 울음을 터뜨리며 서서히 피부색이 좋아졌다고 하고 산모는 아기를 만나지 못한 채 마취 주사를 맞고 잠에 빠져들었다고 하네요.

　신생아실 앞에서 처음 만난 아기, 복댕이의 숨소리가 심상치 않았습니다. 그럭그럭 하는 가래 소리가 한눈에도 걱정될 정도였습니다. 다행히 산소를 쐬면서 상태가 서서히 좋아져 신생아 집중치료실의 도움은 받지 않아도 된다는 얘기를 전해 들었습니다. 아기 걱정에 제 몸 아픈단 표현도 제대로 못하던 아내와 저는 그제야 안도의 한숨을 내쉴 수 있었습니다.

　매번 출산 때마다 큰 위기를 겪고 얻은 우리 아이들. 그래서 더 소중합니다. 하늘이 주신 선물이구나 하며 곱게 잘 키우겠습니다. 이제 신생아가 집에 왔으니 100여 일간은 밤새 아기를 보느라 잠을 제대로 못 잘 테지요. 그래도 건강하게만 자라준다면 더없이 고맙겠습니다. 사랑한다, 얘들아.

▶ 참고 _ 응급실 사용 설명서 #8 **산과 응급** (p.257)

CHAPTER

03

터질 듯한
심박동,
응급의학과와
심폐소생술

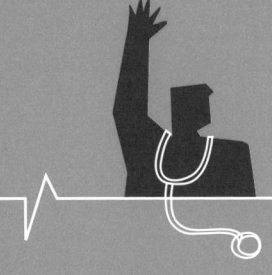

의 사 최 석 재 의   응 급 실 이 야 기

1장

심장에 온 감기

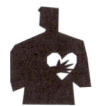

아침에 응급실로 출근하니 책상에 문서가 몇 장 놓여있습니다.

요즘은 개인 보험을 많이 들기 때문에 응급실에서도 문서 일이 생기는 편인데 그 중 하나가 환자가 이전에 진료 받았던 진료확인서를 요청하는 서류 발급 요청서입니다. 환자 번호를 입력하고 차트를 확인하다보니, 한 환자의 차트에 눈길이 멈춰 섰습니다.

작년 가을, 쌀쌀한 날씨에 감기환자가 늘어갈 무렵, 한 20대 후반의 젊은 여성 환자가 속이 불편하다며 응급실로 오셨습니다. 3일 전부터 감기증상이 있었는데 감기로 끝나지 않고 구역, 구토, 복통이 발생해 개인 의원에서 위염 진단을 받고 약을 복용했던 모양입니다. 헌데 증상이 계속되고 약간 숨찬 느낌도 있다며 응급실까지 오신 것이었습니다. 처음엔 '혈압도 괜찮고 열도 없고, 뭐 특이한 건 없네.' 하면서 증상만 조절할까 생각했었습니다.

보통 20대의 건강한 사람이 이런 증상으로 오면 감기, 위염, 간염 등 심각하지 않은 질환을 고려해 간단한 피검사를 시행하고 증상 조절을 생각하기 마련입니다. 그날의 저도 그랬지만 단 하나, 환자가 숨이 찬 느낌이 있다는 말이 살짝 마음에 걸렸습니다.

'그래, 그럼 기본적인 피검사 하면서 심전도를 하나 추가해서 확인하자.'
'심전도 괜찮으면 간수치 확인해보고 이상 없으면 퇴원하면 되겠네.'

이런 계획을 머릿속에 세워놓고 수액과 피검사를 처방하기로 했습니다.

잠시 후, 응급구조사 선생님이 가져온 심전도 결과지는 별다른 소견 없이 약간 빠른 맥박만 확인되고 있었습니다.

'110회면... 환자는 힘들어 하지 않는 것 같은데 맥박은 꽤 빠르네?'

이런 생각을 하면서 한참을 고민하다 심근경색 등 중한 질환을 확인하기 위한 검사인 심장근육 효소수치 검사를 추가하기로 결정했습니다. 솔직히 검사 비용이 아깝다고 생각했습니다. 젊은 여자환자가 약간 숨찬 정도인데 뭐가 있으랴, 그렇게 생각했지요. 그런데...

2시간여 뒤 나온 피검사 결과가 이상했습니다. 심근효소 수치가 엄청나게 높아져 있었던 것입니다. 흡사 심근경색이 발생한 지 얼마 되지 않은 것 같은 수치가 확인되었습니다. 환자는 가슴 아프단 얘기도 없었고, 환자 증상과 맞지 않는다고 생각해서 제대로 된 검사 수치가 맞는지 검사실에 물어보았습니다. 돌아온 대답은 두 번이나 확인한 결과라는 겁니다. 그제야 전 이 환자가 그냥 단순 감기가 아니라 심근염이 왔다는 걸 알 수 있었습니다.

심근염, 심장 근육에 염증이 발생하는 질환.

여러 가지 감기 바이러스가 목으로 오면 목감기, 코로 오면 코감기지만 이 녀석들이 뇌, 척수 주위로 가면 뇌염, 뇌수막염이 되기도 하고 심장 근육으로 가면 심근염이 되기도 합니다. 물론 그렇게 흔한 일은 아닙니다. 하지만 의심하지 않으면 진단이 쉽지 않고, 진단을 놓치게 되면 치명적인 게 문제입니다.

소아의 경우에도 심근염으로 위험에 빠지는 경우를 볼 수 있습니다. 대학병원에서 수련 중이던 때의 경험입니다. 유치원생 여자아이가 감기 증상으로 치료를 받고 있었습니다. 어느 날 아침, 아이가 숨이 차고 힘들다고 해 아빠와 함께 병원으로 내원하던 중, 차에서 경련을 일으키고 말았습니다.

"아이가 갑자기 이상해요"

라며 데려온 아빠의 손에 안긴 아이의 심장은 이미 멈춘 상태였습니다. 응급실에서 심폐소생술을 했지만 멈춘 심장을 되돌릴 순 없었습니다. 그 날은 하루 종일, 한순간에 아이를 잃은 아빠의 울음소리가 떠올라 우울함이 가시지 않았습니다.

다행히 이 날, 응급실을 방문한 젊은 여성 환자는 그 정도 상황이 되기 전에 진단이 되었습니다. 하지만 심장 근육의 움직임이 갑자기 멈춰버릴 위험이 있어 중환자실에서 심장내과 전문의가 집중 관찰해야 하는 상황. 하필 그 날, 병원 내 심장내과 선생님이 학회를 간 날이라 대학병원에 의뢰를 하고 환자분께 설명을 했습니다.

"환자분은 단순한 감기인줄 알고 오셨겠지만 검사 결과가 심상치 않습니다. 아무래도 심근염이라는 질환이 온 것 같은데 위험한 상황이 올 수 있어서 심장 전문의가 상주하고 있는 대학병원으로 옮겨드릴 겁니다. 이동하는 동안 옆에 응급구조사 선생님이 같이 타고 가면서 무슨 일이 생기지 않는지 봐 드리겠습니다."

이후 동행했던 응급구조사로부터 전원을 가는 동안 별 탈 없었다는 얘기를 듣고, 안도의 한숨을 내쉴 수 있었습니다.

차트를 확인해보니 마침 그날 함께 진료 봤던 간호사, 구조사가 함께 근무 중이군요. 얘기를 나눠보니 다들 흔치 않은 특이한 경우라 생생하게 기억하고 있다고 합니다. 진료회송서에 의하면 전원 간 병원에서 확인한 심장 초음파에서 상당한 양의 심낭삼출액(심장과 심낭 사이 공간에 발생한 체액이나 혈액)이 확인되어 응급 심낭천자술(심장 주위에 고인 액체를 빼내는 시술)을 시행했다고 하네요. 이후 바이러스성 심근염, 심낭염 진단 하 입원치료를 잘 마쳤다고 적혀있었습니다.

환자도 저도 정말 다행인 순간이었습니다. 그 순간 별거 있겠냐는 생각에 빠져 오판했더라면 어떤 일이 벌어졌을까요? 반 년 넘게 지난 얘기지만 환자분이 의뢰한 진료확인서를 쓰면서

'다행히 잘 지내고 계신가 보구나. 그래서 이렇게 문서 신청도 하셨구나.'

하고 혼자 뿌듯한 기분에 빠져봅니다.

이 글이 공개된 뒤, 저는 놀라운 경험을 했습니다. 이 글의 주인공께서 제 글을 읽고 한 커뮤니티를 통해 감사의 편지를 공개해 주셨습니다. 글을 읽고 행복감에 젖어 한참을 멍하니 있었습니다. 너무나도 감사합니다.

안녕하세요. 오유를 즐겨보기만 했던 30대 접어드는 아줌마 오징어입니다.
살다보니 생명의 은인을 여기서 만나다니요!
이렇게 닉네임 저격하면 안 되는 건가요?
죄송해요. 그래도 그분이 꼭 봐주셨으면 해요!

아기 재우고 우연히 베스트를 보다가 응급실이야기를 읽게 되었어요.
심장에 온 감기 편을 읽고 어? 나 같은 사람이 또 있네?
하다가 다른 글에 구급차 사진을 보고 제 이야기라고 확신이 들었어요.

작년 여름부터 계속되는 소화불량으로 내과와 이비인후과를 계속 다녔어요.

내시경 심전도 초음파 피검사 다 해봐도 아무 이상이 없었는데요.
그러다가 점점 숨 차는 증상까지 생기더라고요.

둘째를 간절히 원하고 있을 때여서 임신인 줄 알고 테스트만 한 달에 한 번씩 했네요.
그러다가 아이 맡기고 친정 쪽 내과에 다시 가게 되었는데 내시경을 다시 해보자고 위가 부어있어 숨이 차는 거라고 하시더라고요.
(당시 주말이라 예약만 하고 친정으로 다시 돌아왔어요)
힘들어하는 저를 보고 친정엄마가 수액이라도 맞고 오라고 응급실을 다녀오라고 하시더라고요.
그길로 바로 택시타고 응급실로 향했어요.
그때 그 응급실 선생님께서 바로 글쓴이 선생님이시네요!

"일단 숨이 차다고 하시니깐 심장 쪽 피검사를 한번 해보죠."
하셨던 이 한마디가 아직까지 생생하네요!

검사 결과 얘기 해주시던 선생님께
"저... 저... 죽는 건가요?" 하면서 폭풍 오열했는데... (완전 비극의 여 주인공이었음)
그리곤 구급차 타고 대학병원으로 실려 가게 되었어요.
제 생에 처음으로 탄 구급차였네요. 다신 타고 싶지 않아요.

제 병명은 심근염과 심막염이라고 하시더라고요.

심장근육과 심장막에 염증이 생겨 물이 차는 증상이라고, 한마디로 심장에 감기가 걸려 부어있고 물이 찼다고 하네요.

대부분의 환자들은 응급실로 올 때쯤엔 거의 사망상태로 실려 온다고 하시더라고요.

대학병원 선생님도 20대이고 술은 거의, 담배는 전혀 하지 않고 가족력이 없음에도 이 병에 걸린 저에게 아주 희귀 케이스라고 하시더라고요.

가슴 쪽에 관을 넣어 물을 빼내는 시술을 받던 중에 혈압이 떨어져서 위험했었는데요.

진짜 애기 낳는 것보다 딱 100배 아팠다고 하면 상상이 되시려나요?

긴 투병 끝에 발병 1년 후 완치판정 받았답니다.

심장내과랑은 끝! 빠이빠이! 진짜 안녕!

물론 약간의 심리적인 트라우마가 생겨서 가끔 숨이 턱턱 막힐 때가 있답니다.

그래도 저 정말 건강하게 잘 살고 있어요.

운동도 하고요. 술도 좋아했지만 이젠 마시지 않는 답니다. 가족을 위해서요.

저 정말 그때 선생님을 안 만났더라면, 지금 저희 가족은 저 없이 살고 있었겠죠?

특히 저희 아들... 엄마 없는 철부지 아이로 자라고 있겠죠. (엉엉 진짜 이건 상상조차 할 수 없는 고통임)

선생님! 정말 뭐라고 감사의 인사를 드려야할지 모르겠네요.

정말 정말 진료 허투루 하지 않으시고 환자의 말에 세심하고 꼼꼼하게 귀 기울여 주신 선생님!!!!

정말 존경하고 감사합니다. 선생님 같으신 의사선생님이 많아지는 세상 기대합니다!

선생님께서 쓰신 글을 읽고 지금 완전 흥분 상태네요.

찾아뵙지 못하고 이렇게라도 감사 인사를 쓰게 되어 죄송합니다.

앞으로도 쭉 환자 말에 귀 기울여 주시는 그런 멋진 의사선생님이 되시기 바랍니다.

그리고 구급차에서 제 꼭 잡아주신 구조대원 분께도 감사인사 전해주세요.

그때 잡아주신 손이 너무 따뜻해서 잊지 않았다고요.

그리고 여러분, 젊고 건강하다고 방심하지 마시고 꼭 건강챙기세요!

나쁜 감기 바이러스가 언제 어디로 들어갈지 모른답니다.

감기 나쁜 녀석!

마지막으로 선생님 사... 사...

사는 동안 항상 감사하며 살겠습니다!

➡ 참고 _ 응급실 사용 설명서 #12 **응급실 이용 요령**(p.272)

2장

터질듯 한 심박동에
내 심장도 활활

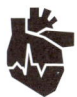

심장은 참 오묘한 장기입니다.

홀로 전기신호를 만들어 심방과 심실을 차례로 뛰게 만들고 혈액을 뿜어내는 과정을 생각해보면, 마치 시계 장인이 손수 부품을 끼워 만들어 낸 하나의 정밀한 기계 같다는 생각이 듭니다. 하지만 홀로 잘 뛰고 있을 때엔 모르다가 문제를 일으키기 시작하면 웬만한 장인이 아니고서야 수리가 힘든 시계처럼 치료가 쉽지 않은 장기이기도 합니다.

어느 날 아침, 119 대원으로부터 응급실로 전화 한 통이 걸려 왔습니다. 호흡곤란이 심한 할아버지 한 분을 이송중인데 혈압도 낮고 심전도도 이상해 미리 준비를 해달라는 내용이었습니다. 몇 분 지나지 않아 119 대원과 함께 도착한 할아버지는 숨이 차 헉헉대면서 말을 할 수도 없을 정도로 힘들어 하고 계셨습니다. 집에 혼자 사시는 터라 보호자는 함께 오지 않았고 따로 사는 따님이 신고하여 119 대원이 어렵게 문을 열고 모시고 나왔다고 합니다.

의식은 있었지만 언제부터 숨이 찼는지 물어도 헉헉대느라 대답도 못하는 상태. 당연히 흉통 여부나 심장질환, 호흡기질환 여부를 알 수 없는 상태였습니다. 일단 환자의 생명징후(vital sign, 혈압, 맥박, 호흡, 체온을 일컬음)부터 잡아야겠다 싶어 공급하는 산소를 올리고 혈압과 심전도부터 확인하기로 했습니다. 아니나 다를까 모니터링 기계에 찍힌 심박동은 200회. 다행히 맥박은 있었지만 혈압은 잘 확인되지 않는 상황이었습니다. 이어서 확인된 심전도는 심실빈맥. 환자 상태가 안정적이고 혈압이 유지되는 상황이면 시간을 두고 지켜보면서 약물치료를 해볼 수 있겠지만 지금 제 눈앞의 환자는 그럴 상태가 아닙니다. 급히 제세동기로 심율동 전환(Cardioversion, 전기충격을 통해 불규칙한 심박동을 정상으로 되돌리는 술기)을 시도해야 할 상황이었습니다.

사실 응급의학과 의사에게 심실빈맥 환자를 제세동기로 치료하는 일은 흔한 일이 아닙니다. 오히려 심실세동(심장이 불규칙하게 부르르 떨면서 정상적인 펌프 기능을 잃은 상태)으로 의식 없이 실려 온 환자에게 심폐소생술을 하면서 제세동(Defibrillation, 전기충격으로 부르르 떠는 심장을 일시적으로 멈췄다 뛰게 하는 술기)을 시행하는 경우는 자주 발생합니다만, 의식 있는 환자에게 긴급하게 전기충격을 가하는 일은 사실 10년 응급실 생활에서 처음 있는 일이었습니다.

그러고 보니 전공의 때 얘기 들었던 특이한 환자 한 분이 생각이 나네요. 자주 심실빈맥이 발생해 응급실에 걸어 들어와서는 전기충격을 해 달라는 아저씨가 있었습니다. 조심스럽게 에너지를 50J 로 적용하고 쾅 하고 전기충격을 가하고 나면,

"아악, 아냐, 이번 건 좀 약했어. 봐봐. 아직 안돌아왔지?"

이렇게 얘기하곤 꼭 100J 로 전기충격을 받고는 심율동 전환이 되어 피검사는 모두 거부하고 돌아가시는 분이었습니다.

응급의학과 전공의들은 그 분 덕택에 심율동 전환을 경험해볼 수 있었지요. 저는 직접 그 분을 치료할 일이 없어 응급실에서 심율동 전환을 해 보진 못했었습니다.

다시 현장으로 돌아오죠. 할아버지 보호자는 없고, 심장질환 여부는 모르고……. 이렇게 되면 잠시나마 고민이 됩니다.

'전기충격을 해야 할까? 했다가 안돌아오거나 심장이 그대로 멈추면 어떻게 하지? 보호자한테 뭐라 말해야 할까? 혹시 의료사고 되는 것 아닐까?'

잠시지만 이런 고민을 하다 결심했습니다. 교과서대로 하기로.

전기충격은 통증이 꽤 큰 술기 중 하나입니다. 드라마에서 보셨죠? 전기 충격이 들어가는 순간 온 몸의 근육이 강하게 수축합니다. 패들에 젤리를 잘 바르지 않거나 가슴에 정확하게 접촉시키지 않은 채 에너지를 전달하면 화상이 생길 수도 있습니다. 그만큼 큰 에너지가 가해지기 때문입니다. 따라서 여유가 있으면 환자를 약물로 재운 채 술기를 진행해야 하는 것으로 되어 있습니다.

하지만 할아버지는 그런 배려를 하기엔 너무도 불안정한 상태였습니다. 진정제를 투여하고 잠시 기다려 봤지만 숨이 차서 그런지 주무실 것 같지가 않더군요. 패들에 젤리를 바르며 할아버지께 설명했습니다.

"할아버지, 상황이 많이 급해서 그러니까 조금 아프시겠지만 잠깐만 참아 주세요!"

"다들 준비 되었죠? 하나 둘 셋, 클리어!"

전기충격이 가해졌고 할아버지는 으윽, 하고 손을 움켜쥐었습니다. 아프게 해 드린 것은 죄송하지만 여유를 부릴 상황은 아니라 바로 모니터링 기기를 확인하였습니다. 다행히 심실빈맥은 사라졌고 심방세동(심방만 부르르 떠는 상태, 심실의 정상 펌프 기능은 유지됨)이라는 부정맥만 남아있는 상태였습니다.

혈압도 100 이상으로 오르고 할아버지도 서서히 숨을 고르게 쉬시기 시작하고……. 큰 숨이 절로 나오는 상황이었습니다. 할아버지께서 응급실에 도착한지 이제 5분 좀 넘었을까요? 순식간에 벌어진 일이었습니다.

이제 할아버지는 새벽의 긴박한 상황을 설명하실 수 있게 되었습니다. 갑자기 심장이 터져버리는 줄 알았다고, 그러더니 숨차서 말도 안 나와 119에 신고도 못하겠어서 죽는 줄 알았다고 하십니다. 그러더니 할아버지는 술기 전 투여한 진정제 때문인지 편안해져서인지 간밤에 못잔 잠을 마저 청하기 시작하셨습니다.

심장내과에 환자를 인계하고 중환자실 자리를 하나 잡았습니다. 마침 먼 곳에서 출발했던 따님이 응급실로 도착해 상황을 설명 드리고 함께 중환자실로 모셨습니다. 오후엔 심혈관 센터에서 추가 검사를 하며 원인을 찾기로 했다고 하네요.

할아버지 심장도 터져버릴 뻔 했지만 제 심장도 오랜만에 활활 타는 느낌을 받았습니다. 그래도 별 일 없어서 다행이지요?

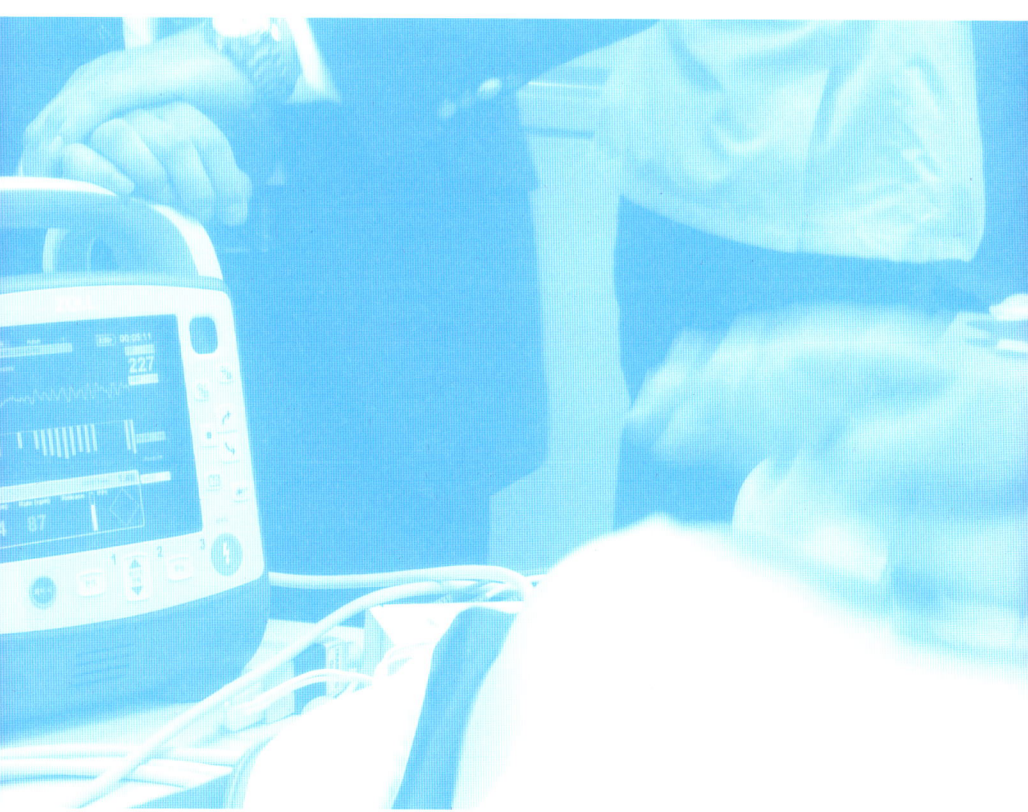

3장

두통 때문에 왔는데, 대동맥 박리라니요?

두통은 알겠는데, 도대체 대동맥 박리가 뭐냐고요? 대동맥 박리(Aortic dissection)라는 질환에 대해 한마디로 설명 드리면 '드물지만 정말 무서운 질환이다' 이렇게 표현할 수 있을 겁니다.

고혈압, 동맥경화 등 혈관에 무리를 주는 질환에 의해 딱딱해진 대동맥이 심장, 특히 좌심실에서 뿜어주는 강력한 힘의 혈류에 의해 일부 찢어지는 경우가 생깁니다. 이 틈으로 혈류가 밀고 들어가며 극심한 통증을 발생시키고 각종 장기로 가는 혈류 공급을 방해하게 됩니다. 이때 골든타임을 놓치면 급사하게 되는, 말 그대로 무서운 질환입니다.

글쎄요, 교과서에는 쓰여 있긴 합니다. 상행 대동맥 박리라는 질환이 두통을 일으킬 수 있다고요. 근데 두통으로 오는 환자마다

'당신은 대동맥 박리일 수 있으니 머리 CT 뿐 아니라 가슴 CT, 그것도 조

영제를 사용해가며 CT 촬영을 해봐야 합니다.'

할 순 없지 않겠어요? 그런데 그런 일이 일어났습니다. 사고가 안 난 것이 정말 다행이죠. 동료가 겪은, 대동맥이 파놓은 함정에서 빠져나온 살 떨리는 경험을 지면으로 옮깁니다.

새벽시간, 한 40대 중반의 여자 환자가 심한 두통을 호소하면서 응급실로 내원 했습니다. 자세한 문진을 해보니 고혈압을 진단받고 약을 복용중이라고 하는군요. 고혈압 병력이 있고 샤워하다 갑자기 극심한 두통이 생겼다고 하니 제일 먼저 어떤 의료진이든 지주막하 출혈(뇌출혈의 일종)을 의심했을 겁니다. 저라도 그랬을 거구요. (여기서부터는 동료의 시점으로 현장에 돌아가 보죠.)

저는 환자분께 뇌출혈의 위험성을 설명하고 머리 CT를 확인하면서 진통제를 투여했습니다. 잠시 후 확인한 머리 CT는 특별한 뇌출혈이나 뇌종양 소견은 보이지 않았습니다. '그럼 편두통이나 다른 두통의 원인이 있겠구나.' 생각하고, 환자분께 통증이 조절되면 신경과 외래에서 추가 진료가 필요함을 설명하였습니다. 그동안 통증이 조절될 때 까지 잠시 응급실에서 대기하도록 조치했지요.

하지만 환자의 통증이 쉬이 가라앉지 않고 더 힘들어 하고 있습니다. 다른 진통제를 써봐도 마찬가지이고…….

좀 더 자세히 두통의 양상을 물어보니 통증이 목으로 내려오는 느낌이 난다고 하는군요. 앞가슴 까지 내려오는 것 같기도 하다고 하고요.

'그럼 혹시 심근경색인데 목 쪽으로 방사된 통증을 두통으로 느꼈을 수 있겠구나.'

이렇게 생각한 저는 환자분께 상황을 설명하고 혈액검사와 심전도를 처방하기로 했습니다.

이렇게 확인한 심전도는 심근경색까지는 아니고 심혈관이 좁아져서 발생하는 협심증을 의심할 수 있는 그런 정도만 확인 되었습니다. 한마디로 좀 애매했던 거죠. 심혈관 확장 약물인 니트로글리세린을 혀 밑에 넣고 녹여 드시게 하니 반응이 좀 있다고 합니다. 일단 가슴 아픈 증상이 남아있어 그냥 진통 조절하고 내일 외래로 오시라고 하기엔 위험하다 싶어 협심증 추정 하에 심장내과와 협진을 하기로 했습니다.

심장내과 선생님은 협심증이라고 하기엔 애매한 상황이지만 그렇다고 집에 가기엔 위험해 보이니 응급실에서 아침까지 지켜보는 게 어떻겠냐는 제안을 하네요. 환자분께 설명하고 다시 통증 상태를 물어보니 좀 나아지는 것 같긴 한데 이제는 등도 조금 아픈 것 같다고 얘기합니다.

등? 가슴이 아프다가 등이 아팠다면? 등이 아프다 하면 응급의학과 의사들은 좀 불안해집니다. 혹시 협심증이 아니라 대동맥 박리가 아닐까 하는 의심이 시작되는 거죠. 하지만 미리 찍어둔 가슴 X-ray 사진을 다시 봐도 대동맥 박리에서 보이는 종격동 확장(대동맥 음영이 넓어진 소견)은 보이질 않습니다.

'이걸 어쩔까……. 두통으로 왔다가 가슴이 아팠고……. 이제는 등도 조금 아프다라.'

결국 고민하다 환자분께 설명하고 대동맥 조영 CT를 확인하기로 했습니다. 환자도 통증이 변화하는 것이 좀 불안했는지 CT 촬영에 동의하였고 이어서 확인한 대동맥 CT는……. 저명하게 상행 대동맥에 박리가 진행되고 있었습니다.

상행 대동맥 박리……. 머리로 가는 혈관을 막을 수 있고 심장 주위 심낭에 피가 차오르면 심장이 눌려 뛰지 못하는 심장압전(Cardiac tamponade)이 오면서 환자가 급사할 수 있는 초 응급 상황입니다. 하행 대동맥까지 박리가 진행되었다면 가슴 X-ray 사진에서 종격동 확장이 보였겠지만 이 환자의 경우와 같이 상행 대동맥에만 박리가 있으면 정말 알기가 어렵습니다.

부랴부랴 혈압을 낮추는 약물을 쓰면서 이 새벽에 심장 수술을 진행할 수 있는 흉부외과 팀이 있는 병원을 확인해 전원을 진행하기로 하였습니다.

머리 CT 결과가 괜찮다는 얘기만 듣고 환자가 그냥 집으로 돌아갔다가 자칫 사망할 뻔 한 최악의 상황은 막았지만 사실 환자의 치료는 이제부터가 시작입니다. 이제는 이동하는 동안, 그리고 전원 간 병원에 수술이 준비되는 동안 환자의 대동맥이 더 이상 찢어지지 않고 버텨주기만을 바라는 수밖에 없습니다. 부디…….

● 참고_응급실 사용 설명서 #1 **심혈관 질환** (p.221)

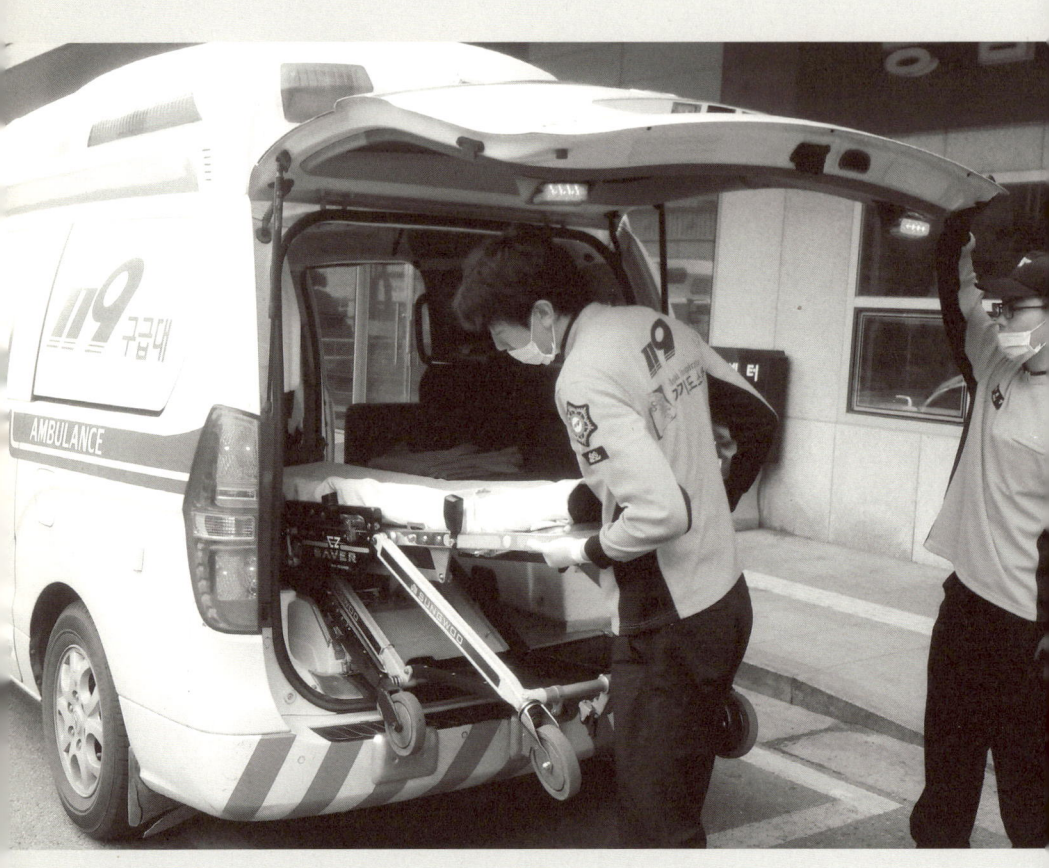

[4장](#)

응급상황, 남의 일이 아닙니다 1

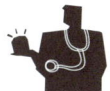

오늘은 일상생활 중 만날 수 있는 응급상황에 대해 이야기를 나눠 보려 합니다. 살다 보면 예기치 않은 응급상황을 직접 목격하게 되는 경우가 있지요. 길을 가다 사고를 목격하기도 하고 내 가족의 응급상황에 당황하기도 합니다. 그런 일이 없으면 좋겠지만, 저와 여러분도 살면서 언제 어디선가는 응급상황에 처할 수 있다는 얘기죠.

먼저 오래전 있었던 일에 대해 고백부터 하고 이야기를 시작해야 할 것 같습니다. 의대생 시절을 거치고 막 의사가 되어 처음으로 환자와 대면하던 인턴 시절, 밤 시간에 운전을 하다 사고 현장을 목격한 일이 있었습니다. 8차선 도로 한편에 차량이 심하게 찌그러져 있었고, 사고가 난 지 얼마 되지 않았는지 모여든 사람도 없고 경찰도 견인차도 없었습니다. 빠른 속도로 지나가며 얼핏 보니 한 사람이 길가에 주저앉아 있는 것 같이 보였습니다.

맞습니다. 의사라면 당연히 그런 상황에서 차량을 멈추고 사고 현장에 환자가 있는지, 있다면 생명에는 문제가 없는지 확인했어야 하죠. 며칠 안 된, 막말로 능력없는 인턴 나부랭이일 뿐이었습니다. 잠시 고민했지만 도저히 차를 세우고 도움을 줄 수 있겠다는 확신이 서지 않더군요. 부끄럽지만 저는 그 곳을 그냥 지나쳐버렸습니다.

그 기억이 저를 상당기간 괴롭혔던 것 같습니다. 당연히 차를 멈췄어야 했는데 그렇게 하지 못한 이유. 아마 자신감 부족 때문일 겁니다. 이후 응급의학과 수련의 생활을 하면서 어느 정도 자신감이 생기고 나서부턴 일상생활 중 목격하는 응급상황에 대한 대처가 달라지더군요.

한 번은 지하철을 타고 가다 정신을 잃고 쓰러져 경련을 일으킨 분께 도움을 드린 적이 있습니다. 제 바로 앞자리에 앉아 있던 중년 남성이 갑자기 어어 소리를 내며 눈이 풀리더니 바지가 젖도록 소변을 보고 손발을 떠는 상황이 발생했습니다. 주위에 앉아 있던 분들이 깜짝 놀라 다들 자리에서 일어나는 바람에 지하철 안에서 작은 소동이 벌어졌습니다.

저는 경련하는 남성의 턱을 들어 기도 유지를 하고 호흡할 수 있게 한 뒤, 119 상황실로 출동 요청을 했습니다. 이동 중인 지하철에서는 119 대원의 출동이 어렵다 하여 다음 역에서 주위 사람들의 도움을 받아 남성을 열차 밖으로 옮겼습니다. 다행히 경련을 마친 환자는 천천히 의식이 돌아오고 있었고 잠시 후 도착한 119 대원들께 안정된 상태로 인계할 수 있었습니다.

이렇듯 응급상황에 대해 대처할 수 있는 자신감이 있다면, 생명을 구할 수 있는 기회가 왔을 때 주저하지 않고 나설 수 있을 것입니다.

〈위기탈출 넘버원〉 등 TV 프로그램에서 단골로 등장하는 생활 속 응급상황이 있습니다. 바로 떡이나 고기 같은 음식을 먹다가 기도가 막히는 상황인데요, 실제 응급실에서도 이 같은 경우를 종종 볼 수 있습니다.

어느 일요일 오후, 119 상황실에서 심폐소생술 준비를 해 달라는 다급한 연락이 왔습니다. 할아버지 한 분이 무엇인가를 먹다 구토하더니 쓰러져 급히 이송 중이라는 내용이었습니다. 간혹 기력이 많이 떨어지는 고령의 노인이나 뇌경색 환자가 씹기 어려운 음식을 먹다 질식사하는 경우가 있기 때문에 긴장한 상태로 앰뷸런스가 도착하길 기다리고 있었습니다.

잠시 후 현장에서 환자를 이송 중인 119 대원이 직접 응급실로 전화 연결을 해 왔는데, 환자의 상태는 다행히 심폐소생술을 할 상황까지는 아니고 의식이 서서히 돌아오고 있다는 것이었습니다. 곧이어 도착한 할아버지는 목을 잡고 불편을 호소하고 있었지만 의식은 명료하게 있는 상태였습니다. 동행한 손자 얘기로는, 자신은 컴퓨터를 하느라 다른 방에 있었는데 할아버지가 화장실에서 구토를 하는 소리가 들려 가보니 구토를 심하게 하다 의식을 잃고 쓰러지시기에 119에 신고했다고 했습니다.

119 대원은 현장에 도착하자마자 하임리히법(이물에 의한 기도 폐색을 해결하기 위해 환자의 등 뒤에서 명치를 압박하는 방법)을 수차례 시행하였으나 반응이 없어 바로 이송했다고 했습니다. 할아버지는 도착 당시 정상에 비

해 낮은 혈압과 빈맥, 낮은 산소포화도를 보이고 있었지만 바로 이어진 산소 마스크와 수액치료로 곧 생체 징후는 안정화되었습니다.

한숨 돌리고 다시 할아버지 상태를 확인하니 할아버지는 목이 계속 불편하다고 호소했습니다. 후두경으로 혀를 밀어내고 목 안을 들여다보니 목젖 뒤쪽으로 검은 이물질이 보이는 것 아니겠습니까?

'구토하면서 나온 이물질이 아직 남아 있었나 보구나.'

하며 긴 포셉(의료용 집게)를 이용해 이물질을 잡아당겼습니다.

'어? 이거 이상한데?'

그 이물질은 끝을 모르고 목에서 빠져나오는 것이었습니다. 결국 다 꺼내고 보니 그것은 다름 아닌 큰 다시마 줄기. 폭은 3cm, 길이는 7cm에 달하는 이물질을 제거하고 난 후에야 할아버지는 목이 편해졌다고 했습니다. 아마 이가 불편한 할아버지께서 큰 다시마를 먹다가 제대로 씹지 못해 그냥 삼켰고, 그것이 목에 걸리면서 후두연축이 발생해 구토를 심하게 하면서 의식을 잃은 듯했습니다.

다행히 다시마 줄기가 얇고 길다 보니 식도에 붙어 기도를 막지 않았고, 그로 인해 토사물이 기도로 들어가 발생하는 흡인폐렴만 생기고 큰 변 없이 응급실에 도착한 것 같았습니다. 그 큰 이물질을 꺼내는 동안 후두연축이 재발

하지 않은 것도 천만 다행이었습니다.

　이후 연락을 받은 아드님이 놀란 얼굴로 응급실에 뛰어 들어왔습니다. 자칫 할아버지께서 돌아가실 뻔 한 큰 위기였지만 다행히 생명에 지장 없이 폐렴만 발생한 정도로 일단 위기를 넘기셨다고 설명했습니다. 숨을 헉헉대며 긴장한 낯빛이 역력했던 아드님은 그제야 안도하는 모습이었습니다.

　할아버지는 흡인폐렴으로 인한 낮은 산소 수치 때문에 항생제 치료 및 집중치료를 위해 중환자실로 옮겨졌습니다. 그 큰 다시마가 목에 걸렸는데도 큰 탈 없이 생명을 붙잡고 계셨던 할아버지니 폐렴도 잘 이겨내실 거라고 환자와 가족들을 위로할 수 있어 정말 다행이었습니다.

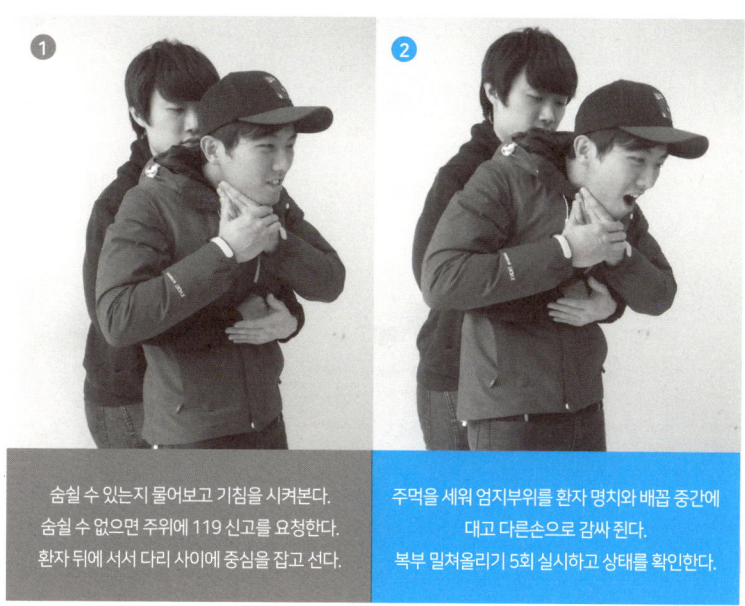

① 숨쉴 수 있는지 물어보고 기침을 시켜본다. 숨쉴 수 없으면 주위에 119 신고를 요청한다. 환자 뒤에 서서 다리 사이에 중심을 잡고 선다.

② 주먹을 세워 엄지부위를 환자 명치와 배꼽 중간에 대고 다른손으로 감싸 쥔다. 복부 밀쳐올리기 5회 실시하고 상태를 확인한다.

5장

응급상황,
남의 일이 아닙니다 2

이전 이야기처럼, 환자가 운이 좋아 죽음의 문턱에서 살아난 경우도 있지만, 주위에서 시행한 적절한 응급처치가 생명을 구하는 경우도 있습니다.

주말이던 어느 날, 앰뷸런스 소리가 요란하게 들리더니 젊은 남자 한 명이 급히 실려 들어왔습니다.

"CPR (Cardio-Pulmonary Resuscitation, 심폐소생술) 이에요!"

소리에 놀라 소생술 방으로 들어가 119 대원으로부터 환자를 인계받았습니다. 환자는 집에서 식사를 하던 중 갑자기 쓰러져 신고가 되었고, 119 대원이 현장에 도착했을 땐 의식이 없는 상태였다고 합니다.

현장에서 바로 적용한 자동제세동기에서 심실세동이 확인되어 제세동(전기충격) 후 심폐소생술을 하였고, 의식이 깨어나는 양상을 보여 바로 이송했다 했습니다. 병원에 도착했을 때 환자는 의식은 혼미했지만 서서히 깨어나고 있었고 동공 반응도 있었습니다. 저는 기관삽관 없이 산소마스크와 수액 치료만 시작하기로 하고 바로 저체온 치료를 고려하기 위해 대학병원으로 이송을 결정했습니다.

제가 직접 이송에 참여하기로 하고 보호자와 함께 앰뷸런스에 타 자세한 상황을 물었습니다. 환자는 심장질환으로 치료받던 중이었는데 부인과 함께 식사하다 갑자기 쓰러진 후 의식이 없어져 부인이 119에 신고했다고 했습니다. 이후 부인이 평소 배워 뒀던 심폐소생술을 시행하면서 5분을 버티며 119 대원이 도착하기를 기다렸고, 119 대원이 도착하자마자 제세동을 시행하면서 환자의 심장이 정상적으로 뛰기 시작한 것이었습니다. 정말 하늘이 도운 것 같은 행운이다 싶었습니다. 이송 도중 환자의 의식은 점차 좋아져 도착 직전엔 자신의 이름을 말할 수 있을 정도의 상태가 되었습니다.

보호자로 함께 온 만삭의 부인이 침착하게 심폐소생술을 한 덕분에 자칫 아버지를 잃을 뻔 한 아이 또한 구해 내었습니다. 119 대원들도 훌륭한 처치로 두 사람, 아니 세 사람을 구해 내었습니다. 현장에서의 심폐소생술로 의식이 완전히 깨어날 정도의 결과를 보이는 경우는 흔한 경우가 아니어서 저 또한 더욱 기쁨이 컸습니다. 병원으로 돌아오던 중 저와 구조대원들은 늦은 점심 삼아 왕돈가스를 먹으면서 이날을 기념하는 기쁨을 나눴습니다.

오늘은 행운이 함께했던 이야기만 들려드리게 되네요. 이번엔 의학 드라마보다 더 드라마틱한 이야기를 들려 드릴게요.

레지던트 시절 제가 중환자실 주치의를 맡고 있을 때의 일이었습니다. 당시 수련을 받던 병원에서는 흉부외과 교수님이 응급의학과 소속으로 계셔서 흉부 외상 환자를 응급의학과에서 치료하곤 했었습니다.

밤늦은 시각 응급실에서 급한 연락이 왔습니다. 공사장에서 굴삭기 운전석에 앉아있던 분이 수십 톤 되는 물체와 부딪치는 바람에 가슴 부위를 다쳐 응급실로 이송되었다고 했습니다. 검사 결과 갈비뼈 골절과 함께 심장과 심낭 사이에 약간의 혈액이 차 있었는데 양이 많지 않아 수술 준비만 해 놓고 중환자실에서 관찰하기로 결정했습니다.

환자를 중환자실로 옮겨 추가 처치를 시행하고 있던 중, 갑자기 환자가 가슴의 답답함을 호소하였고, 혈압이 60 아래로 떨어지기 시작했습니다. 맥박 또한 급격히 떨어지고 있었습니다. 그렇다면 이 때 가장 가능성이 높은 상황은 심낭에 찬 혈액의 양이 증가하며 심장을 누르는 심장압전 상태... 응급의학과 수련을 받으면서 가장 긴급한 상황으로 배우긴 하지만 직접 경험하기는 어려운, 드물지만 사망 가능성이 대단히 높은 상황입니다.

당장 급히 심장 주위의 압력을 줄여 주기 위한 심낭천자술(흉골 아래쪽에서 굵고 긴 바늘을 심장 아래 방향으로 찔러 넣어 심장이 뛰지 못하게 막고 있는 심낭의 혈액이나 체액을 빼내는 시술)을 시행해야 했기 때문에 긴급히 선배 연차 레지던트와 교수님을 모두 호출했습니다.

곧 심낭천자술 준비를 마치고 시행하려는 찰나, 환자의 의식이 없어지며 심전도는 평행선을 보였습니다. 즉시 저는 환자의 가슴 위로 올라가 심폐소생술을 시작했고 때마침 도착한 선배가 급히 심낭천자를 시행했습니다. 잠시 후 어느 정도 고인 혈액을 빼내고 나니 다행히 환자의 심장은 다시 뛰기 시작했습니다.

하지만 기쁨도 잠시, 배액통에 연결해 놓은 관을 통해 나오는 혈액의 양이 줄어들 기미를 보이지 않았습니다. 만약 심낭에 고인 혈액만 빼내는 상황이라면 많아도 200cc 정도면 멈춰야 할 텐데 이미 그 두 배를 넘어가고 있었습니다. 그렇다면 이는 심장벽이 천공되어 출혈이 지속되는 상태, 즉 응급 수술을 해야만 환자를 살릴 수 있는 상태였습니다.

부랴부랴 응급 수술 스케줄을 잡고 흉부외과 교수님과 마취과에 연락해 수술팀을 구성, 환자와 함께 수술방으로 출발했습니다. 직접 수술에 참여하진 않았지만 나중에 들으니 수술방에서도 상황이 참 드라마틱했다고 합니다. 흉골을 반으로 가르고 심낭을 열자마자 혈액이 분출되었지만, 다행히 교수님의 두 손가락 사이로 찢어진 우심방이 단번에 잡히면서 혈압이 올랐다고 합니다.

드라마틱한 수술을 마친 후 환자는 의식을 되찾아 중환자실에서 병실로 옮겨졌습니다. 한 달여 뒤에는 걸어서 퇴원까지 했다는 기쁜 소식을 들었습니다. 한동안 의국에서는 이 사건을 당시 방영하던 드라마 제목을 빌려 '뉴하트 케이스'라고 불렀습니다.

응급상황, 응급실에서만 벌어지는 것은 아닙니다.

우리 주위에서도 언제든 응급상황이 벌어질 수 있습니다. 모든 응급상황에 대한 조치를 알고 있을 순 없겠지만, 적어도 119 대원이 도착하기 전에 여러분이 도움을 줄 수 있는 능력을 갖추고 있다면 한 생명을 살리는 가장 중요한 역할을 하게 될지도 모릅니다. 이번 에피소드에서와 같이 그 한 생명이 다름 아닌 '내 가족'이 될 수도 있겠죠. 우리 모두가 심폐소생술 등 응급처치에 대해 알고 시행할 수 있어야 하는 이유입니다.

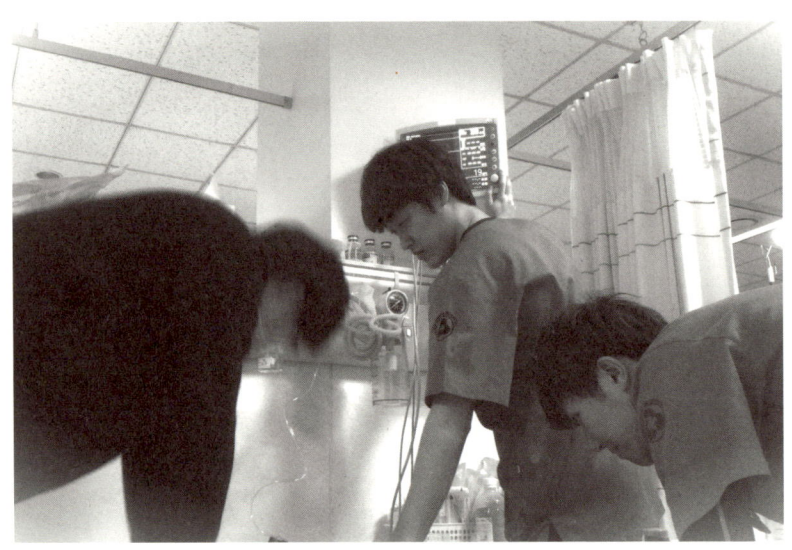

➲ 참고_응급실 사용 설명서 #11 **심폐소생술** (p.269)

CHAPTER
04

응급실과 사람들

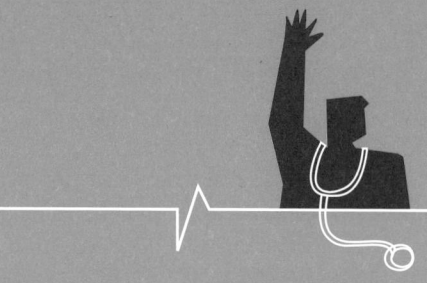

의 사 최 석 재 의 응 급 실 이 야 기

1장

추운 겨울날,
고구마 장수 아저씨

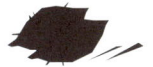

오늘은 응급실 주위의 사람들에 대해 이야기를 들려 드릴까 합니다.

응급실 주위엔 의료인은 아니지만 의료진과 식구처럼 가까운 분들이 있습니다. 응급실 내 질서유지와 폭력사태 방지를 위해 고생하시는 보안요원과 청소를 담당하시는 아주머니, 매 끼니마다 환자식과 직원식을 챙기느라 바쁜 영양사와 식당 아주머니 분들이지요. 또한 응급실 밖에는 의국에서 장부 달아 놓고 밥 시켜먹는 외부 식당 사장님 내외, 식사 때를 놓쳐 간식으로 허기를 때울 때 감사함을 느끼게 되는 거리의 노점 아저씨처럼 병원 바깥에서 고생하는 분들도 있습니다.

전공의 시절 어느 추운 겨울날, 병원 근처에서 군고구마를 파는 분들이 있었습니다. 지나다니며 보니 아저씨가 나와 있을 때도 있고 할머니께서 나오실 때도 있었습니다. 헌데 아저씨는 안색이 좋지 않아 보였고 할머니는 등이 많이 굽어 불편해 보여 안쓰러움이 느껴지는 분들이었습니다.

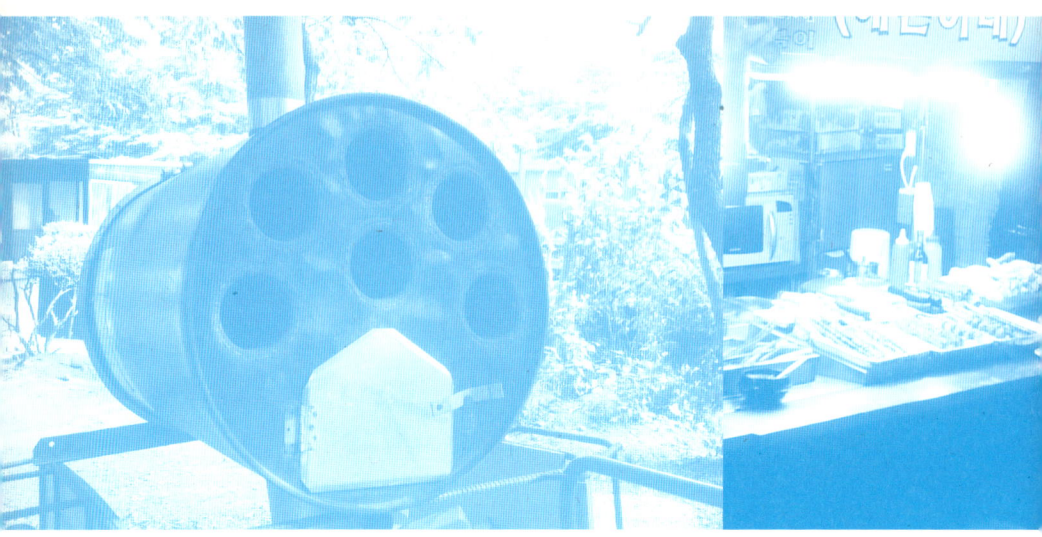

평소보다 바람이 더 거셌던 어느 날 점심시간에 안과 전공의인 후배로부터 응급실로 전화 한 통이 걸려 왔습니다.

"선배, 길에 환자 한 명이 쓰러져 있어서 보안요원 통해서 응급실로 보냈어요. 우리 안과 다니시는 군고구마 장수 아저씬데, 길에서 쓰러져서 소리를 지르고 의식이 이상해서요."

이 추운 날씨에 갑자기 길에서 쓰러졌고 의식이 이상했다면 제일 무서운 건 심뇌혈관질환입니다. 겨울부터 봄 초입까지는 혈관 수축으로 인해 뇌출혈, 뇌경색, 심근경색이 특히 많은 시기라서 그렇습니다.

어떤 질환이기에 이 날씨에 길에서 쓰러져 이상행동을 보였는지 고민하던 차에, 응급실 입구에서 시끄러운 소리가 나더니 환자 한 분이 카트에 실려 들어왔습니다. 검게 더러워진 두꺼운 옷과 신발을 신은 모습에 '연락 왔던 그

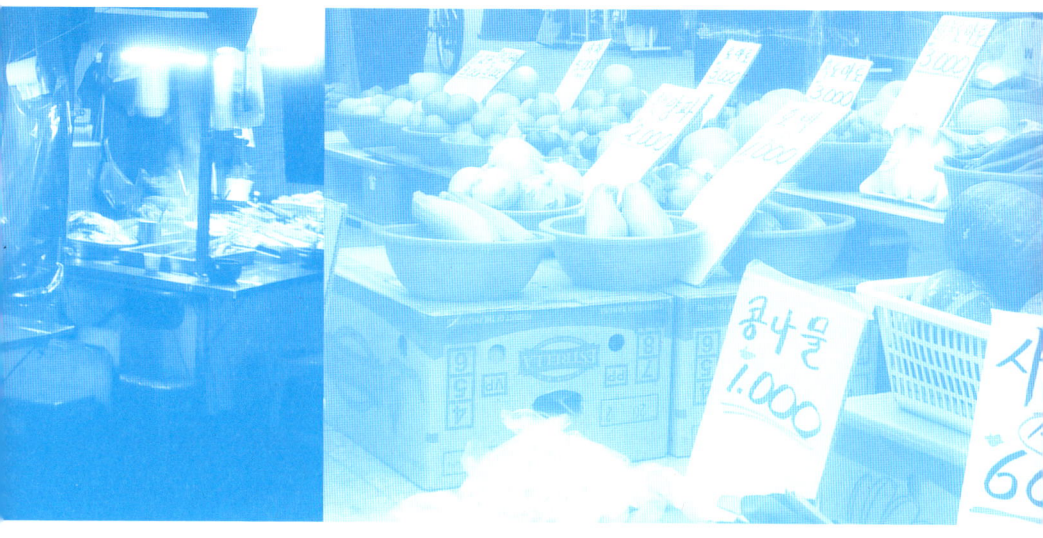

분이구나.'하고 한눈에 알아볼 수 있었습니다. 역시나 환자는 보호자 없이 보안요원과 함께 들어왔습니다.

진찰하면서 보니 환자 상태는 의식이 있고 팔다리는 다 잘 움직이는데, 진찰에 협조가 안 되고 마구 발버둥을 치는 상태였습니다. 이름을 물어도 제대로 대답할 수 있는 상태가 아닌 것 같더군요. 다행히 동공 반응은 정상이었고 사지가 다 제대로 움직이는 것으로 보아 뇌혈관 질환은 아닐 가능성이 높아졌습니다. 저혈당이나 고암모니아혈증 등 내과 대사질환이나 간질발작 후 상태 등을 의심해 봐야겠다는 생각이 들었습니다.

그사이 간호사들이 손끝을 찔러 확인한 혈당 수치는 30, 저혈당이 확인되었습니다. 곧이어 접수가 되어 확인한 환자 기록에서도 당뇨병성 망막병증으로 안과에서 치료받았던 기록이 확인되었습니다. 경험 많은 우리 응급실 간호사들이 벌써 50% 포도당 수액을 준비해 놓고 기다리고 있었습니다.

응급실은 다시 평안을 찾았고, 잠시 후 저는 쿨쿨 자고 있는 환자를 깨워 보았습니다. 아저씨는 두 눈을 번쩍 뜨더니 어리둥절해하셨습니다. 이제는 이름도 정상적으로 대답하고, 집 주소도 정확하게 말할 수 있게 되었습니다.

자세히 물어보니 최근 당이 잘 조절되지 않아 주사로 맞는 인슐린을 증량하는 중이었다고 하는군요. 식사를 잘 했음에도 인슐린 양 조절 실패로 저혈당에 빠져 추운 날씨에 길에서 쓰러졌던 모양입니다. 다행히 환자를 알아본 안과 전공의들이 점심식사 다녀오는 길에 환자를 발견하고 응급실로 보낸 것이었지요. 그나마 쓰러진 원인이 심뇌혈관질환이 아니라서 참 다행이었습니다.

몇 시간 뒤 환자의 어머니인 할머니께서 응급실에 도착하셨습니다. 그간 상황을 설명해 드리고 그냥 나가면 또 쓰러질 가능성이 높아 입원하여 세심하게 인슐린 양을 조절할 것을 권유 드렸습니다. 하지만 할머니는 비용 문제로 입원은 못 하겠다고 하셨습니다. 걱정되는 상황이지만 어쩔 수 없이 인슐린 양을 약간 줄이기로 하고 귀가하기로 결정하였습니다.

병원 바로 근처에서 일하고 있지만 병원에 입원하기는 어려운, 환자와 병원 사이의 보이지 않는 높은 문턱을 확인한 것 같아 안타까운 생각이 들었습니다. 그렇게 이 분들은 성치 않은 몸 상태로 내일이면 또다시 추운 날씨에 길에 나와 고구마를 파시겠지요. 겨우내 별 일 없기만을 기도합니다.

◆ 참고_ 응급실 사용 설명서 #9 만성질환 관련 응급 (p.262)

2장

현장에서 고생하시는 분들께
좀 잘 해드릴걸

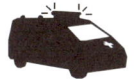

　응급실에서 하루에 몇 번씩 만나면서도 어색한 인사만 나누게 되는 사이가 있습니다. 바로 119 구급대원과 의료진 사이입니다. 지금 있는 병원처럼 환자가 한꺼번에 밀려들지 않아 좀 여유롭게 진료를 볼 수 있는 환경에서는, 구급대원과 함께 방금 싣고 온 환자 상태에 대해 얘기도 나누고 요즘 근황도 묻는 등 나쁘지 않은 관계로 지낼 수 있습니다.

　하지만 대학병원에 있을 때는 상황이 좀 다릅니다. 구급대원이 와서 의료진을 찾는다는 것은, 그냥 둬도 바빠서 미칠 것 같은 꽉 찬 응급실에 중환자 한 명이 더 왔다는 뜻입니다. 그렇게 되면 지금 보고 있는 환자를 놓고 중환자부터 빨리 봐야 한다는 뜻이므로, 마냥 웃으며 인사할 수 없게 되는 것이죠.

　어느 날 아침, 119 구급대원 옷을 입은 분이 카트에 실려 들어왔습니다. 처음에는 훈련중인가보다 하고 생각했습니다. 그런데 분위기가 좀 급박했습니다. 얼굴을 보니 좀 전에 응급실에 환자를 내려놓고 어색한 인사를 나누며 돌아셨던 구급대원이었습니다. 응급실에 환자를 내려놓자마자 다른 출동이 생겨 급히 사이렌을 켜고 출발하던 중 다른 차량과 부딪히는 큰 사고가 났던 모양이었습니다.

현장에서 구조에 참여했던 다른 구급대원의 말에 따르면, 환자는 구겨진 차량에 눌려 목이 심하게 꺾여 있었고 분해 작업을 통해 어렵게 구조되었다고 했습니다. 응급실 도착 당시 환자의 의식은 떨어지고 팔다리에는 힘이 들어가지 않는 심히 걱정스러운 상황이었습니다. 긴급히 진행한 경추 CT 검사 결과는 예상대로 경추 골절 및 척수손상이 심각한 상황이었습니다.

다행히 머리 손상이 심하지 않고 심폐기능이 유지되어 생명은 건졌지만 의식이 돌아오더라도 사지마비 가능성이 높은 상황이었습니다. 바로 적극적인 스테로이드 치료와 응급 수술이 결정되어 빠르게 진행되었지만, 그럼에도 불구하고 심각한 후유증을 막을 순 없었습니다. 결국 조금 전까지 다른 환자를 구조하던 손, 그 손끝 하나 까딱하지 못하는 상태로 오랜 기간 중환자실에 누워 있어야 하는 상황이 되어 버린 것입니다.

환자를 살리기 위해 고군분투하며 애쓰다 발생한 구급대원의 안타까운 상황에 의료진들이 머리를 모아 봤지만 더는 해 줄 치료가 없는 상태였습니다. 게다가 결혼을 앞두고 예비 신부와 결혼 준비에 한창이었다는 얘기를 듣고 다들 잔인한 현실에 눈물지을 뿐이었습니다.

원래 중환자실은 상태가 좋지 않은 환자의 치료가 이뤄지는 특수한 공간인지라 하루 두 번 짧은 면회시간에만 가족과의 만남이 이뤄집니다. 그래서 중환자실에선 보호자가 환자 곁에 계속 있을 수 없습니다. 하지만 우리는 결혼을 약속한 예비신부가 사고를 당한 구급대원의 곁을 지킬 수 있도록 예외를 인정해 주기로 했습니다. 아니, 그것 외엔 달리 더 해줄 수 있는 게 없어 슬픈, 그런 상황이었다는 표현이 맞을 것 같습니다.

 응급실 주위에 있는 수많은 사람들도 응급실 안의 상황만큼 바쁘게 돌아가는 일상에 놓여 있을 겁니다. 하지만 응급실 안에서 근무 중일 때엔 그런 바깥 상황은 잘 보이지 않습니다. 그러다 보면 고생해서 현장으로 달려가 초기 처치를 하고 응급실로 환자를 이송해 온 구급대원에게 왜 제대로 처치하지 못하나, 왜 제대로 환자 인계를 하지 못하나 하고 서운한 감정을 갖게 되기도 합니다.

 그때는 몰랐지만 이렇게 되돌려 그 입장을 생각해보니 미안해집니다. 모든 것이 사람과 사람이 만나서 하는 일인데, 서로 미워하며 힘들어야 할 필요는 없을 것 같습니다. 어떤 상황이든 여유를 가지고 한발 물러나 본다면 그 미움이 좀 줄어들 것 같은데 말이죠. 오늘도 현장에서 고생이 많으신 구급대원 여러분의 안전을 빕니다.

> 참고 _ 응급실 사용 설명서 #5 **중증 외상과 화상의 일반 처치** (p.243)

[3장]

진료실 폭력과 위협, 누가 피해자인가요?

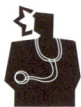

진료실에서의 폭력 문제, 특히 응급실에서 발생하는 폭력 문제는 하루 이틀의 일은 아닙니다. 진료실에서 소아과 전공의에게 가해진 보호자의 심각한 폭력이 사회적 이슈가 된 적이 있었고 응급실에서의 폭행과 주취자의 난동도 자주 언론을 통해 알려지고 있습니다.

과거 한 피부과 의사가 치료 결과에 앙심을 품고 들어온 환자로부터 복부에 칼을 맞아 입원했다는 뉴스가 있었습니다. 그 얘기를 전해들은 지 얼마 되지 않았을 때, 같은 상황이 일어날 뻔했던 긴박한 상황이 있어 글을 적습니다.

몇 년 전부터 정기적으로 영등포에 있는 무료진료소에서 봉사활동을 하고 있습니다. 보통 무료진료소에 오시는 분들은 건강보험이나 의료보호의 혜택을 받지 못하는, 경제적으로나 사회적으로 복지 시스템의 사각지대에 있는 분들입니다. 이런 분들은 정신과 질환과 알코올 의존이 심한 분들이 많고 불규칙한 생활로 여러 만성질환을 같이 가지고 있는 경우가 흔합니다.

이곳은 응급실이 있는 곳이 아니어서 대신 저는 내과 외래진료를 맡고 있습니다. 그렇다 보니 외래진료는 익숙지 않아 간혹 환자들을 기다리게 할 때도 있습니다. 그 날도 많은 분들이 진료를 받기 위해 기다리고 있었습니다. 진료실에 앉아 접수 순서대로 환자를 보던 중이었습니다.

"안녕하세요. 어디 불편해서 오셨어요?"

인사하면서 보니 느낌이 이상했습니다. 환자는 붉게 상기된 얼굴로 자리에 앉더니 한참 뚫어지게 저를 쳐다보고 있었습니다.

"어디가 아파서 오셨는지 얘기를 해주세요."

다시 한 번 말을 거니 환자는 말없이 차트를 가리켰습니다. 차트에는 위염약을 처방받은 기록 외엔 없는 상태였습니다.

다시 한 번 어디 아파서 왔는지 물으니 속이 아파서 왔는데 차트 보면 딱 알아야지 왜 자꾸 물어보냐고 합니다. 배를 이곳저곳 진찰하면서 어디가 아픈지 물어도 제대로 된 대답이 없습니다.

술에 취한 상태라 진찰이 안 되는 상황으로 판단되었습니다. 어쩔 수 없이 내일 술 깨고 다시 오셔서 진료를 보시자고 설명했습니다. 그러자 환자는,

"아 나, 금방 들어갔다 나왔는데 또 열 받게 하네. 교도소 좀 다시 가야겠구먼."

하면서 품에서 뭔가를 천천히 꺼냈습니다. 지켜보고 있으려니 그것은 덮개가 덮인 과도였습니다. 깜짝 놀라 설마 하고 있는데, 이어 과도를 내리 잡더니 덮개를 풀었습니다. 당황스러웠지만 다행히 환자가 술에 취해 천천히 움직이고 있기에 일단 양 손목을 잡고 칼을 빼앗을 수 있었습니다. 결국 술 마신 상태에서는 진료 받을 수 없음을 설명하고 다음 환자들의 진료를 위해 다른 봉사자 분께 인계했습니다.

놀란 마음을 진정하고 다음 차례를 기다리던 환자들을 보던 중이었습니다. 밖에서 다투는 소리가 나기에 무슨 소리인지 들어보니 진료가 늦어진다며 한 환자가 항의를 하고 있었습니다. 곧 그 환자 순서가 되어 성함을 부르니 이분도 내원 전 한 잔 하신 듯 벌겋게 달아오른 얼굴로 들어오면서 다짜고짜 소리를 지릅니다.

앞에 칼 든 놈 진료하는데 그렇게 오래 걸리니 뒤에 기다리는 사람들 진료가 늦어지는 것 아니냐며 항의했습니다. 칼 맞을 뻔 한 당사자는 겨우 마음 추스르고 진료 보고 있는데, 이건 또 웬일이냐 싶어 억울한 마음이 앞섭니다. 잘 달래서 설명하고 원하는 약 처방하고 나니 술 취해서 소리 질러서 죄송하다며 다시 순한 양 모드가 됐습니다.

외래에서 겪은 폭력 문제로 기억나는 건이 또 있습니다. 실습학생으로 외래 참관수업 당시 산부인과 수술 후 입원 중인 환자의 남편이 술을 마신 상태로 들어와 교수님 멱살을 잡고 항의하는 일이 있었습니다. 그땐 급히 레지던트 선생님이 달려와 상황을 해결했던 기억이 있습니다. 또 비뇨기과 환자가 진료에 앙심을 품고 진료했던 교수님 목에 칼을 들이대고 병원을 상대로 인질극을 벌여 뉴스에 나왔던 기억도 있습니다.

진료실에서의 폭력 문제는 드물지 않습니다. <의협신문> 기사에 따르면 의사의 63.1%가 진료실에서 직접적인 폭력을 경험했다고 합니다. 기물 파손 등 간접적 폭력까지 포함하면 무려 95%가 진료실에서의 폭력을 경험했다고 하네요. 단순히 운이 나빴던 것이라 치부하기에는 그 빈도가 너무 높죠.

안타깝게도 응급실에서는 폭력 상황이 더 자주 일어나곤 합니다. 술 취해서 119에 실려 오는 환자들이 얼큰하게 취한 기분에 의료진에 폭언·폭력을 휘두르는 경우는 비일비재합니다. 한번은 온몸에 문신을 한 조폭 환자가 칼에 다쳐 와서는 의료진에게 폭력을 휘둘러 강력계 형사가 출동하는 경우도 있었습니다.

더 심각한 것은 경찰이 왔을 때 조용해진 환자 앞에서, 경찰이

"양쪽 얘기 들어보니 쌍방과실인 것 같은데, 지금은 환자가 조용한 상태이니 그냥 치료할 거 치료하고 돌려보내시라."

고 할 때입니다.

이럴 때 가장 큰 피해를 입는 사람은 물론 의료진이겠지만 옆에서 치료 중이던 다른 응급환자들에게도 고스란히 그 피해가 전가됩니다. 폭력 상황에

서 모든 응급실 진료는 마비되기 일쑤이고 당장 사용해야 할 약품과 컴퓨터 등 집기들이 파손되는 경우도 발생합니다. 이건 보상이나 잘잘못을 따질 문제가 아니라 바로 환자의 생명을 담보로 하는 인질극에 다름 아닙니다.

아무쪼록 여러 채널을 통해 환자와 의사의 믿음 관계가 개선돼 서로 존중하는 입장으로 진료를 볼 수 있게 되길 기대합니다.

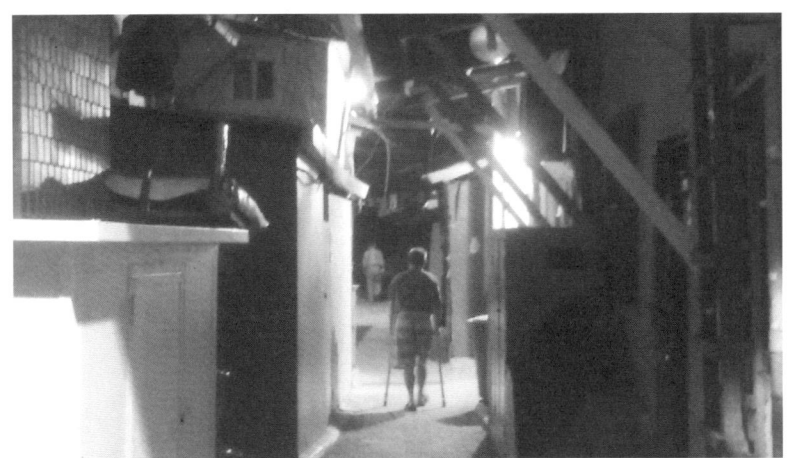

4장

보호자의 마음을
제대로 이해하고 있었던 것일까?

이번 한 달은 제 기억에 오래 남을 것 같습니다.

가족모임을 위해 서울로 올라오실 예정이던 아버지께서 갑작스럽게 옆구리 통증이 있다고 하셔서 제가 근무 중인 병원에 들르시도록 했습니다.

그 날 저녁 늦게 도착하신 아버지를 맞아 안부를 묻고 진찰을 해보니 우측 옆구리 통증이 있어 요로결석이 의심되는 상황이었습니다. 혈액검사와 소변검사, X-ray 를 확인하고 통증 조절을 위해 수액치료를 진행했습니다. 잠시 후 확인된 소변검사에서는 예상했던 혈뇨 외에 염증소견이 추가로 확인되었습니다.

복부 X-ray를 보니 통증이 있던 우측이 아닌 전혀 예상하지 못한 좌측 신장 부위에 3cm 가량의 큼지막한 신장결석이 보이는 겁니다. 이렇게 큰 신장결석은 처음 보는 것이라 비뇨기과 전공인 동기에게 도움을 요청했더니 수술이 필요하다며 입원치료를 권했습니다. 결국 그날로 대학병원에 입원해 평소 잘 조절하지 못했던 당뇨와 혈압을 조절하면서 수술준비에 들어가기로 했습니다.

이후 수술준비의 일환으로 심혈관 질환 확인을 위한 몇 가지 검사가 진행되었고 그중 트레드밀 검사(러닝머신에서 운동을 하며 심전도를 찍는 검사)에서 이상이 발견되어 심혈관 조영술(심장을 둘러싸고 있는 혈관이 잘 열려 있는지 조영제로 확인하는 검사)을 진행해야 한다는 소식을 들었습니다. 직접 트레드밀 검사 결과지를 열어보니, 의심할 여지없이 의미 있는 소견을 보이고 있었습니다. 오랜 혈압과 당뇨로 자각증상 없이 서서히 아버지의 심혈관이 망가져 있었던 겁니다. 결국 심혈관 조영술에 들어가게 되었고, 다행히 큰 분지는 심하게 막히지 않아 스텐트 삽입은 하지 않았습니다. 하지만 작은 분지는 거의 막힌 부분도 있어 수술 뒤에도 철저한 관리가 필요하다는 소견을 받았습니다.

다음날 아버지는 등 부위를 열어 신장을 직접 통과해 들어가 큰 결석을 레이저로 부숴 제거하는 수술을 받았습니다. 수술 후 병실로 올라온 아버지는 통증이 심해 많이 괴로워 하셨지만 다행히 수술 경과가 좋아 곧 퇴원하실 수 있었습니다. 지방으로 향하는 기차에 타신 부모님의 모습을 보고, 이제 한 주간의 고생이 끝났구나 싶어 맘이 편해졌습니다.

헌데 그게 끝이 아니었습니다. 2일 뒤 오전, 아버지께서 왼쪽 하복통이 발생해 집에서 가까운 대학병원 응급실을 찾으셨다는 소식이 전해졌습니다. 응급실에선 직접 수술 받은 병원이 아니다보니 혼란을 겪고 있었고, 저는 옆에서 직접 상황파악을 할 수가 없어 답답한 상황이었습니다.

아버지는 그날 하루 종일 심한 통증과 혼잡한 응급실 상황에 이리저리 치이다 어렵게 퇴원을 하셨습니다. 그리고 다음날 아침, 이번에는 새까맣게 검은 변을 봤다는 연락을 해오셨습니다. 몇날 며칠에 걸쳐 이어진 심한 통증으로 스트레스성 궤양에 의한 위장관 출혈 가능성이 있었습니다. 그동안 겪어본 적 없는 보호자로서 긴 일정이 이제야 끝나나 했는데 자꾸 다른 문제가 터지는 느낌이었습니다. 일단 근무하는 병원으로 오시도록 해서 내시경 확인을 위해 입원부터 했습니다.

다음날 아침, 내시경 결과를 듣기 위해 주치의 선생님과 만나보니, 내시경 결과가 좋지 않다는 얘기로 설명을 시작하셨습니다. 불과 6개월 전 이상이 없었던 위 점막에 6cm 크기의 병변이 발견되었다고 합니다. 병변의 불규칙한 가장자리의 모습이 위암 가능성이 있는 것 같다고, 그래서 조직검사를 해두었다는 얘기를 듣고 잠시 멍해지는 느낌이었습니다.

젊었을 때 운동도 하셨고 비교적 건강하다고 생각했던 아버지께 여러 가지 상황이 한꺼번에 발생했습니다. 큰 신장 결석과 염증이 발견되어 수술을 준비하던 중, 협심증을 진단받게 되어 치료를 시작했습니다. 갑자기 내려온 남아있던 결석에 의한 통증에 스트레스성 궤양 출혈을 겪었고, 이어서 위암이 의심된다는 얘기까지 나왔습니다. 이제까지 산처럼 커보이던 아버지의 모습 위로, 응급실에서 자주 보던 기운 없는 노인 환자분의 모습이 겹쳐지는 듯 했습니다.

응급실에서 복통이나 다른 문제로 내원했다가 검사 도중 우연히 암을 진단하게 되어 보호자께 설명을 드리는 경우가 있습니다. 대부분 노인이 되신 분들이 특별한 검사 없이 지내다 다른 문제로 흉부 사진이나 뇌, 또는 복부 CT를 확인하고 진행된 암을 확인하게 되는 경우입니다. 그럴 때 전 당황스러워 하는 보호자께 이렇게 얘기했었습니다.

"그동안 암 있는 줄 모르고 지내셨으니 다행일 수도 있습니다. 환자분 같이 고령인 경우는 적극적인 치료가 꼭 상책이 아닐 수도 있으니까 가족들이 잘 상의해보셔야 합니다."

헌데 직접 보호자가 되어보니 그 느낌이 좀 달랐습니다. 내가 어른이 되었구나 하고 이제 느끼기 시작한 것 같은데 아버지가 암환자가 될 수도 있다는, 아니 꼭 암환자가 아니더라도 이미 노인이 되었다는 사실이 충격으로 다가왔습니다. 어른이 된다는 것이 이런 것일까요? 내일 아침 저는 어떤 표정으로 조직검사 결과를 받아보게 될까요? 이제까지 저는 주치의로서 좋지 않은 소식을 처음 접한 보호자들의 마음을 충분히 이해했던 것일까요?

(다행히 조직검사 결과, 암세포 소견은 보이지 않는 것으로 확인되었습니다. 소재 활용을 허락하신 아버지께 감사드립니다.)

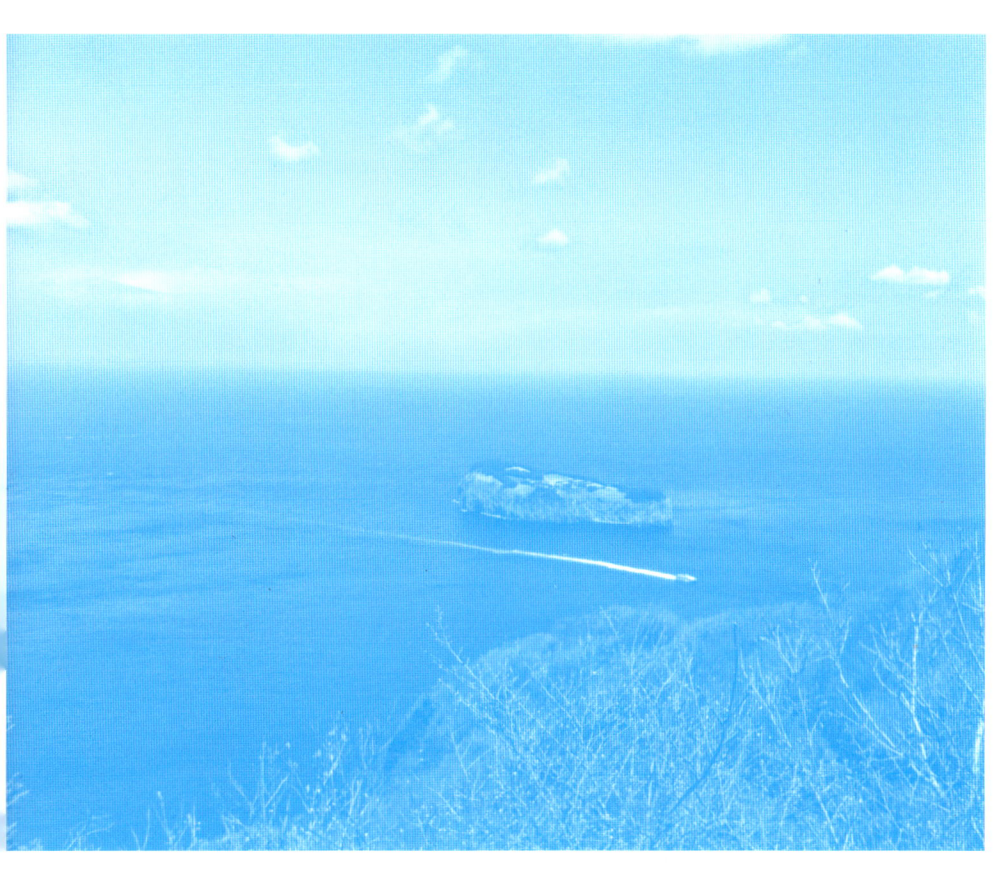

5장

할머니, 화병으로
배가 아프신 것 일수도 있겠어요

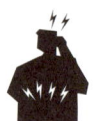

만성적인 복통으로 내원한 할머니에 대한 얘기를 해보려 합니다.

보통 응급실은 중한 환자가 많아 정신없이 바쁩니다. 따라서 검사에 별 이상이 없어 위험해 보이지 않은 환자는 간단하게 결과를 설명하고 다음날 외래로 방문하도록 안내하는 경우가 많습니다.

아침에 출근해보니 복통으로 방문한 70대 할머니 한 분이 있었습니다. 새벽에 방문해 아침까지 혈액검사와 수액치료를 받았고, 진찰과 문진, 혈액검사 결과에 특이 소견 없는 상황이었습니다. 할머니께 증상이 호전됐는지 물어보니 아직 배꼽주위 통증이 남아있다 하였습니다.

진통제를 더 사용할지, 아니면 CT를 찍어 다른 이상을 확인할지 고민이 되어 증상이 어떤지 좀 더 자세히 물어보니 할머니의 복통은 하루 이틀 된 문제가 아니었습니다. 수 년 전부터 복통이 지속되고 식사만 하면 불편하고 체해서, 1개월 전 내과의원에서 위, 장 내시경을 확인했고 복부 CT도 확인했으나 이상이 없었다는 얘기를 하십니다. 이번에는 MRI를 찍어야 하는 것 아니냐고 물어오셨습니다.

"할머니, 배는 장이 계속 움직여서 필요하면 CT로 확인해야지 MRI는 못 찍어요."

그래도 아직 검사가 부족했다 생각하시는지 계속 다른 검사가 필요한 것 아니냐고 물어보십니다. 그럼 입원해서 금식하고 며칠 지켜보자 하니 이런저런 이유를 대면서 입원은 할 수 없다고 합니다. 한참을 이런 대치가 계속되어 이러지도 저러지도 못하는 상황이 되자 이젠 할머니 속이 아닌 제 속이 끓어오르기 시작했습니다.

"배에 대해서는 할 수 있는 검사 다 하신 것 같으니까 입원해서 금식하고 지켜보시거나 약 드시고 외래에서 보시거나 딱 결정을 해주세요!"

감정을 숨기지 못하고 차갑게 얘기했지만 여전히 할머니께서는 뭔가 부족하신지 선뜻 결정을 못 하셨습니다. 마침 다른 침상에 환자도 없고 여유 있는 아침시간이라 이번엔 제 마음을 바꿔보기로 했습니다.

"할머니, 그동안 여기저기서 검사 많이 받으셨는데 아직 궁금하신 게 많으신가 봐요. 오늘 환자 없을 때 오셨으니 이 기회에 자세히 다 물어보세요."

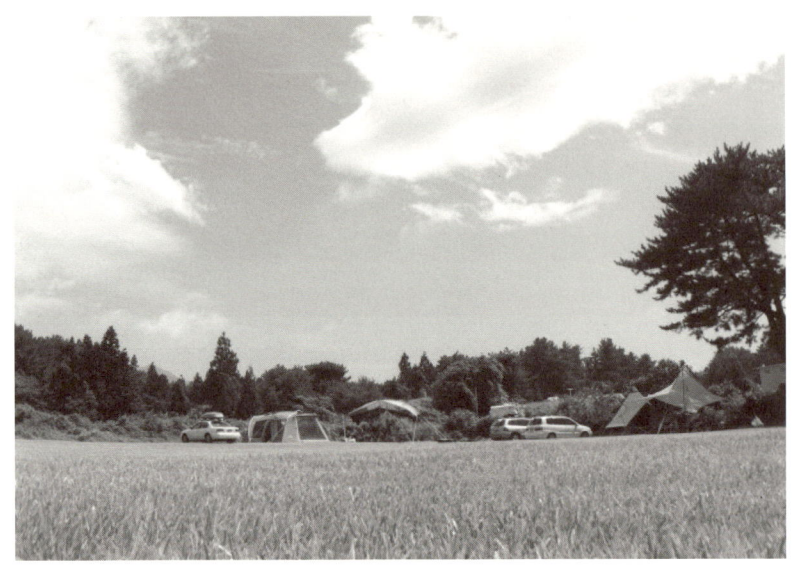

그리고는 아예 옆 침상에 걸터앉아 자세히 할머니 얘기를 들어보기로 마음먹었습니다.

그동안 할머니는 복통의 원인을 찾으려 온갖 검사를 다 받으셨다고 합니다. 그래도 명쾌한 답이 없어 답답한 마음에 어느 날 대학병원 소화기내과에 방문하셨다고요. 그날도 검사 결과는 자세히 보지 않고 입원할 필요 없다며 부랴부랴 돌려보낸 교수님 얘기를 시작으로, 그 동안 병원에 방문하면서 섭섭했던 이야기를 30여분에 걸쳐 줄줄 쏟아내시기 시작했습니다.

"할머니, 대학병원은 환자도 많고 바빠서 자세히 설명 못하는 경우도 있어요. CT 검사는 직접 안보셨어도 판독 결과지 보신 거니까 걱정 마세요. 다 확인하신 거에요."

고개를 끄덕이며 얘기를 다 듣고 나니 문득 요즘 혼자 지내시며 우울감이 심해 매일 수면제를 먹고 지내시는 외할머니가 생각났습니다.

"할머니, 요즘 잠은 잘 주무세요?"

하고 여쭤보니 이번엔 밤마다 속이 답답하고 열불나고 등 뒤에서 바람이 드는 것 같다는 얘기를 하십니다. 원래 본인은 외향적인 성격인데 표현도 제대로 못한다, 돈만 아끼는 할아버지 때문에 힘들고 잠도 못 잔다는 둥 한바탕 섭섭한 얘기도 풀어내셨습니다.

"할머니, 남자들 중에 사근사근하고 표현 잘하고 이벤트도 잘하는 남자는 몇 없어요. 저도 그래서 아내랑 자주 싸워요."

제 얘기를 들은 할머니는 맘이 좀 풀어지셨는지 얘기를 들어줘서 고맙다며 집 앞 다른 병원으로 옮겨서 입원할까 고민하십니다.

"할머니, 제가 할머니 얘기를 쭉 들어보니까 스트레스가 많으셔서 소위 화병으로 배가 아프신 것 일수도 있겠어요. 진정되는 약이랑 소화제 해서 3일치 드릴 테니까 약 드셔보시고 월요일에 내과로 나와 보시는 게 어떻겠어요?"

그제야 할머니는 입원 안 해도 되겠냐며 좋아하셨습니다.

꼭 정신건강의학과를 다니는 환자가 아니라도 주위에는 삶을 살아가며 발생하는 우울감으로 인한 소위 화병 환자들이 많습니다. 충분히 긴 문진을 한다면 파악할 수 있겠지만, 하루에 백 명 가까운 환자를 봐야 하는 우리나라 의료 현실에서는 기대하기 어렵습니다.

그래서 환자나 의사나 결국 여러 가지 검사에만 의존하게 됩니다. 모든 비싼 검사를 다 마치고도 이상이 발견되지 않은 환자는 충분한 설명을 듣지 못한 채, 그 분야 전문의가 있다는 더 큰 대학병원을 방문합니다.

3분 진료에 예외일 수 없는 대학병원에서도 이 상황은 마찬가지로 이어집니다. 긴 시간 기다려 어렵게 만난 교수님으로부터도 자세한 설명은 듣지 못하고 좀 더 지켜보자는 얘기만 듣게 되는 것이죠. 결국 실망한 환자와 가족으로부터 '의사들은 약 먹고 지켜보자는 소리밖에 안 한다'는 오해를 사게 됩니다.

진주의료원 사태로 촉발되어 최근 화두가 된, 공공의료를 폐업의 위기로 몰아넣은 의료보험체계 문제. 결국 돌고 돌아 꼬여버린 대한민국의 의료 전달체계에 대한 자성의 목소리가 필요한 이유입니다.

CHAPTER
05

슬픈 뒷모습,
그리고
남은 가족들

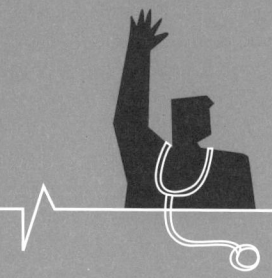

의 사 최 석 재 의 응 급 실 이 야 기

1장

소주,
이대로 둬도 괜찮을까?

 그동안 응급실 근무를 하면서 많은 사람들이 생사의 갈림길에 선 모습을 지켜보게 되었습니다. 그러다 보니 앞으로 살면서 정말 멀리해야겠다고 생각하는 두 가지가 생겼습니다. 그중 하나는 '오토바이'입니다. 오토바이 사고를 당해 병원에 오는 환자의 상태는 다른 교통사고 환자와 많이 다릅니다. 머리, 가슴, 배, 팔다리에 심각한 손상을 한꺼번에 입고 오기 때문에 그 생명을 담보하지 못하는 경우를 여럿 봅니다.

 다른 하나는 '술' 특히 소주입니다. 사실 술은 우리나라 문화에서는 멀리하기 어렵죠. 사람이 만나는 곳이라면 어디서나 함께하고, 또 제사 등 문화적 요소와 관련이 많기 때문입니다. 하지만 일부 술의 긍정적인 효과를 인정한다 하더라도 많은 사람들이 술에 의해 고통을 받고 있는 것이 현실입니다. 가족 중에 크던 작던 술로 인해 고생한 분이 없는 집이 있을까 싶을 정도로, 술로 인한 피해가 우리 사회 전체의 문제가 된 지 오래입니다. 맥주나 와인 같은 낮은 도수의 술은 비교적 문제가 덜합니다. 하지만 우리나라의 특이한 음

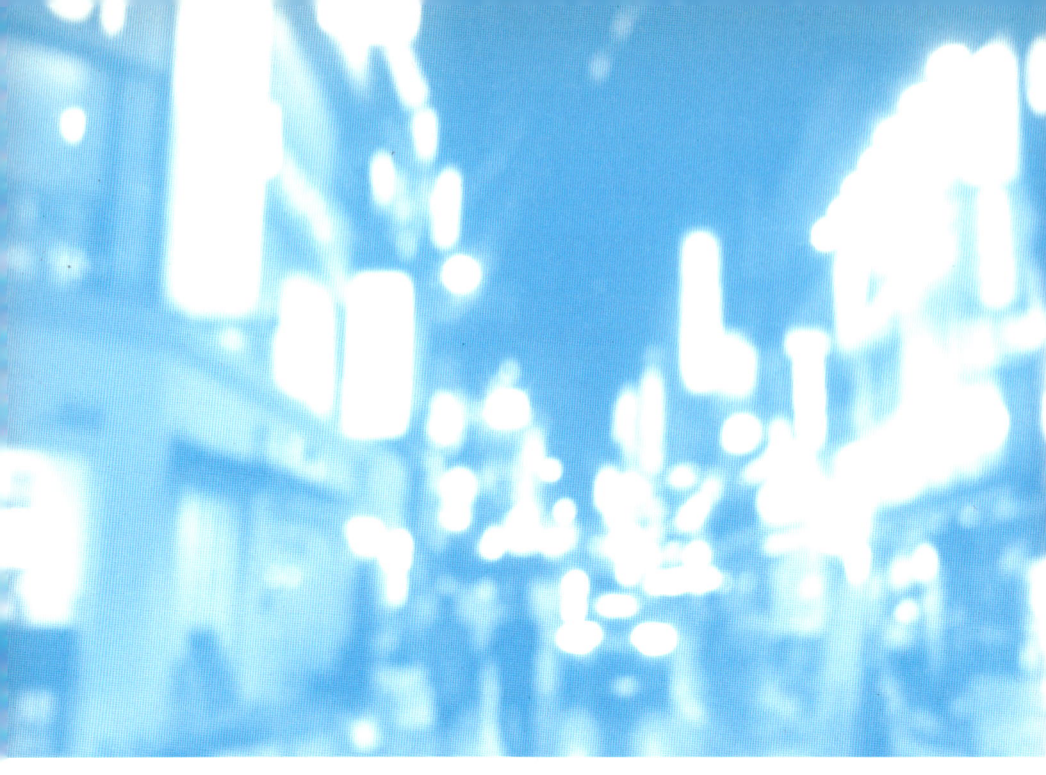

주문화를 가져온 값 싼 술의 대명사 소주는 그 문제가 심각해 술로 인한 부작용의 대부분을 만들어내고 있습니다.

몇 년 전 의협신문을 통해 '소주, 이대로 둬도 괜찮을까'라는 주제로 칼럼을 쓴 적이 있습니다. 당시 썼던 내용을 인용하여 설명 드리겠습니다. 소주는 예전부터 전해 내려온 한국의 전통적인 술이라고 알고 계신 분들이 많습니다. 하지만 지금 우리가 쉽게 접하는 소주는 일반적으로 생각하는 그런 전통주가 아닙니다.

선조들로부터 전해 내려온 진짜 전통 소주는 쌀을 밑술로 하여 소주고리를 이용해 천천히 증류하여 만들어집니다. 하지만 지금의 소주는 그렇지 않습니다. 주정회사에서 값 싼 원료를 이용해 여러 번의 증류 과정을 거쳐 95% 순도의 알코올인 주정을 만들어냅니다. 정부와 관련 업체에서는 주정을 만들어내는 과정을 제대로 설명하고 있지 않지요. 이 과정에 효모를 이용한 발효과정은 없습니다. 그 중 일부는 의료용 알코올로 분류하여 사용하고 나머지는 주류회사를 통해 매입됩니다. 그럼 이 주정에 성분이 다 알려지지 않은 첨가제와 감미료를 넣고 물과 희석하여 우리가 익히 아는 소주를 만들어내는 것입니다. 감미료를 넣지 않은 주정과 물의 희석액은, 쓰고 비린 맛이 나 먹기 어렵다고 합니다.

다른 나라에서는 술로 인정받지 못하는 희석주. 어떻게 보면 음식보다는 화학약품에 가깝다고도 볼 수 있습니다. 게다가 우리나라만의 특이한 세금 부과 방식으로 인해, 대량 생산되는 소주에 비해 소량 생산되는 전통주의 가격 경쟁력이 약화되기도 합니다. 좋은 술 문화가 자리 잡을 수 있는 여지를 사회 시스템이 앞장서서 차단하고 있는 형국입니다. 이로 인해 지금 이 시간에도 빠르고 쉽게, 취하는 게 목적인, 잘못된 음주문화가 우리 사회를 병들게 하고 있습니다.

술에 의한 문제로 병원 응급실을 찾는 이유는 여러 가지가 있습니다. 취한 상태에서 넘어지거나 싸우다 발생한 외상으로 오거나, 대학교 신입생 환영회에서 처음 마시는 술에 의해 의식이 없는 상태로 오기도 합니다. 생명과 직접적인 관련이 없는 경우면 그래도 다행입니다.

오랜 음주로 알코올성 간염을 지나 간경화로 진행되어 복수가 찬 상태로 온 경우. 식도정맥류 출혈이 발생해 식은땀을 흘리며 걷잡을 수 없이 혈압이 떨어지는 상태로 온 경우. 계속되는 음주나 반대로 갑자기 음주를 끊은 뒤 발생한 간질과 같은 경련으로 온 경우. 오랜 시간 매일같이 음주를 지속하면서 소뇌 기능이 파괴되면서 제대로 서 있을 수 없어 주저앉아 지내게 되는 베르니케 뇌병증까지. 참 다양한 양상으로 술은 우리 몸을 파괴합니다.

간혹 식사를 하지 않고 음주만 지속하다 혈액이 산성화 되면서 심정지가 오는 알코올성 케톤산증이 발생해 생명을 잃을 위기에 놓이는 경우도 보게 됩니다. 음주운전에 의한 피해나 주취 폭력에 의한 피해도 빼놓으면 섭섭할지 모르겠습니다. '술'이라는 이름으로 통칭하긴 했지만 역시 그 피해의 중심에는 '희석식 소주'가 자리하고 있습니다.

우리의 음주문화, 바뀌어야 합니다. 만취하는 것을 목표로 술을 마시는 것이 아니지 않습니까? 얼마나 더 많은 사람들의 가정이 파괴되어야, 얼마나 더 많은 사회적 비용이 들어가고 나서야 이 문제가 해결될까요? 음주로 인한 피해자를 구제하기 위해 음주문화연구센터에서 운영하는 카프병원이 주류협회의 지원 중단으로 문을 닫는 등, 지금의 현실은 음주문화 문제의 해결을 위한 방향에서 오히려 점점 더 멀어지는 것 같습니다. 이익의 카르텔 때문에 많은 개인들의 중독을 방관하는 지금의 사회 모순은 바로잡아야 하지 않겠습니까?

[2장](#)

장례식장에
함께 가겠냐고요?

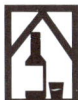

  길었던 24시간의 근무가 끝나 가는 아침 시간이었습니다. 한 환자가 구토를 하면서 119 대원과 함께 카트에 실려 들어왔습니다. 빠르고 얕은 호흡과 함께 복통과 구토를 호소하는 중년의 환자였습니다. 그는 깡마른 모습과 덥수룩한 수염, 남루한 행색을 하고 있었습니다. 같이 온 보호자에 따르면 환자는 매일 다량의 소주를 마시는 분으로 최근 10일 이상 식사를 하지 않은 상태였다고 했습니다.

  술이라는 게 열량이 높은 물질이다 보니 오랜 기간 밥을 먹지 않고 술만 먹게 되는 경우가 있습니다. 그런 상태가 지속되다 보면 술이라는 액체가 몸에 공급하는 수분에 비해 알코올 대사를 위해 사용되는 수분이 훨씬 많아 탈수가 지속됩니다. 심한 탈수로 몸이 정상적인 대사를 통해 허용할 수 있는 임계치를 넘게 되면 '알코올성 케톤산증'이라는 위급한 상태로 넘어가게 됩니다.

  증상으로는 복통과 구토, 심하면 의식 저하와 심장 기능 이상이 발생할 수 있습니다. 그 상태가 너무 심한 경우는 응급실에서 수액치료와 전해질 및 산증 교정을 하다가도 갑자기 심정지가 올 수 있는 매우 위험한 질환 중 하나입니다.

술을 다량 마시는 환자란 얘기를 듣고 수액을 잡으며 긴급히 시행한 동맥혈 검사에서는 예상대로 심한 대사성 산증이 확인되었습니다. 급히 염기성 물질인 중탄산염을 주사로 공급하면서 다량의 수액을, 의사들 표현으로 소위 '때려 붓기' 시작했습니다. 심한 탈수 상태를 빠르게 교정하지 않고 그 상태 그대로 두면 부정맥으로 넘어가면서 환자의 생명을 놓칠 수 있기 때문입니다.

하필 그날따라 병원 중환자실이 모두 채워진 상태여서 같이 오신 보호자께 상황을 설명하고 환자를 근처에 중환자실 자리가 있는 병원으로 이송하기로 결정했습니다. 상황이 급한 만큼 일사천리로 전원 의뢰를 하고 의뢰서를 작성하여 환자를 출발시키고 난 뒤, 그제야 한시름 놓을 수 있었습니다.

이후 퇴근해서 푹 쉬고 며칠 뒤, 다음 근무를 위해 병원으로 향했습니다. 그리고 응급실에 나와 보니 뜻하지 않은 소식이 저를 기다리고 있었습니다. 저번 근무 말미에 전원 갔던 환자 분이 전날 사망하셨다는 겁니다. 처음부터 위험한 상태이긴 했지만 초진을 본 의사로서 환자가 유명을 달리하셨다니 마음이 좋지 않았습니다. 헌데, 수간호사 선생님이 장례식장에 함께 가겠냐고 하는 것이 아닙니까?

알고 보니 운명하신 환자의 따님이 다름 아닌 우리 응급실 간호사라고 하더군요.

환자가 온 그날, 밤 근무를 마치고 퇴근 준비 중이던 간호사는 한동안 연락을 하지 않고 지내던 아버지가 응급실에 실려 들어오는 모습을 보게 되었습니다. 아버지가 오랜 기간 술을 마시면서 가정생활이 유지되지 않아 가족이 해체된 뒤로 연락이 뜸한 상황이었습니다. 근무하는 병원에서 갑자기 환자로 실려 온 아버지를 마주치게 되니 많이 당황했을 겁니다. 하지만 그동안 여러 차례 술병에 의한 위기를 잘 넘겨 왔으니 이번에도 별일 없겠거니 하고 응급실 식구들에게는 사실을 말하지 못한 채 자리를 비우게 되었습니다.

그런데 다음 날, 전원 간 병원에서 친 보호자를 찾는 전화가 왔습니다. 병원에 가 보니, 아버지는 적극적인 치료에도 불구하고 경과가 좋지 않아 중환자실에서 심정지가 한차례 발생했다 돌아온 상태, 말 그대로 생사의 기로에 놓인 상태였다고 합니다. 안타깝게도 딸이 도착한 뒤 얼마 후, 다시 심정지가 왔고 이후 아버지의 심장은 뛰지 않았습니다. 다행인 것은 의식이 오락가락하는 가운데서도 딸의 손을 꼭 붙잡고 눈을 감으실 수 있었다고 하네요.

그날 병원에 중환자실 자리가 없어 다른 병원으로 전원을 결정하긴 했지만, 이 상황을 듣고 나니 미안한 감정이 앞섰습니다. 치료 경과야 상태가 워낙 나빴으니 어쩔 수 없었다 하더라도, '그래도 근무하는 병원에서 치료받았다면, 그러면 돌아가시기 직전에서야 급하게 만나보게 되는 일은 없었을 텐데…' 하는 아쉬움과 그 결정을 한 당사자로서의 미안함이 컸습니다.

그리고 보니 얼마 전 돌아가신 장인어른의 가실 때 모습이 생각납니다. 술로 인해 해체된 가정, 그럼에도 끊지 못하는 술의 중독성, 그러다 찾아온 갑작스러운 죽음과 딸에 대한 그리움, 그래서 더 안타까웠던 마지막 모습. 사회에서 고립된 아버지의 슬픈 마지막 모습이 참 닮았습니다. 그래서 더 남의 일 같지 않습니다. 사실, 우리 사회에 이런 사연이 있는 집이 적지 않다는 게 더 가슴 아픈 부분이겠죠.

다시 한 번 강조해 말하고 싶습니다. 잘못된 음주문화, 이제는 바뀌어야 합니다.

◯ 참고_ 응급실 사용 설명서 #4 **알코올성 간질환** (p.238)

3장

외할아버지
생각이 납니다

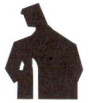

의대생 시절이던 어느 날, 며칠에 걸친 시험이 끝나고 오랜만에 자유의 몸이 되었습니다. 오랜만에 안부 인사나 드릴까 싶어 외할머니께 전화를 드렸습니다. 헌데 전화를 받으신 할머니 목소리가 평소와 달리 이상했습니다. 떨리고 당황스러운 목소리로 할아버지가 이상하다고, 배가 아프다고 하는데 화장실 갔다 와서도 계속 아프다고 한다며 불안해하고 계셨습니다.

외할아버지는 오래전, 수술 중 발생한 수혈 부작용으로 C형 간염에 감염되어 간암 말기로 진행된 말기 암환자였습니다. 당시에는 혈액 관리가 잘 안되어 수혈 후 감염 질환에 걸리는 일이 있던 때였습니다. 간암 말기라 해도 한 번씩 복수를 빼 가면서 어느 정도 조절이 되고 있었기 때문에 할아버지의 갑작스런 복통 소식은 예상하지 못한 일이었습니다.

당시 저는 이제 겨우 복부 진찰을 어떻게 한다는 정도만 교과서로 배운 멋모르는 초짜 의대생이었습니다. 하지만 할아버지가 심한 복통으로 안절부절 못한단 얘기를 듣자 예삿일이 아닐 수도 있겠다는 생각이 들었습니다. 그 길로 바로 할아버지 댁으로 가니, 할머니 말씀대로 할아버지는 안절부절 못하며 화장실만 들락날락하고 계셨습니다. 변은 나오지 않는데 변이 마려운 듯한 느낌과 함께 배가 너무 아프다면서 식은땀을 흘리고 계셨습니다.

잘 모르는 진찰이었지만 일단 할아버지를 눕히고 복부 진찰을 시도해보기로 했습니다. 배를 누르려 하니 딱딱하게 불러 오른 피부의 이상한 느낌이 손끝에 그대로 전달되었습니다. 눌러지지도 않고 살짝 손만 대도 할아버지는 더 아파하시기만 하고... 더 이상 지체할 필요가 없다는 걸 알았습니다. 할아버지는 당시 제가 다니던 대학병원에서 암 관리를 받고 계셨기 때문에 빨리 진료 받던 병원 응급실로 이송해야 했습니다.

지금 생각하면, 그때 119를 통해 할아버지를 이송하는 것이 더 안전했겠지만 당시에는 그런 생각을 하지 못했습니다. 승용차로 할아버지와 할머니를 모시고 응급실로 들어가 혼잡한 저녁시간 응급실의 한 켠에 자리를 마련했습니다.

드디어 수액이 달리고 시간이 지나 할아버지의 복통은 조금 잠잠해져 갔습니다. 당시엔 몰랐지만 암 환자인 것을 감안해 강한 마약성 진통제를 사용했겠지요. 삼촌이 도착하면서 저도 놀란 마음을 한시름 놓을 수 있었습니다.

하지만 검사 결과를 확인하고 진찰을 하던 주치의 선생님들의 표정이 그리 좋지 않았습니다. 이후 주치의 선생님이 배 안의 복수를 뽑아내는 복수 천자를 했는데 주사기엔 노란 복수가 아닌 새빨간 피가 채워지고 있었습니다. 간암이 커지면서 간을 둘러싼 막을 터뜨려 배 안이 모두 피로 채워지는 혈복강이 발생한 것이었습니다. 제가 의대생이란 얘기를 듣고 나름 자세하게 추가 설명을 해 주셨지만 의학용어를 하나도 알아듣지 못해 멍하게 있던 기억이 납니다.

이제 원인이 확인되었고 치료가 남았습니다. 간암에서 빠르게 흘러나오는 피를 수술로 지혈하는 것은 불가능에 가까워 시도하기 어렵고, 성공 가능성이 낮지만 간의 암 덩어리를 먹여 살리는 혈관을 막아 지혈을 시도해 볼 수 있다는 주치의 선생님의 의견을 들었습니다. 삼촌들은 무슨 수를 써서라도 치료를 시도해보겠다고 했지만, 혈압이 유지되지 않아 시술 도중에 사망할 가능성이 높았습니다.

결국 무리한 시술을 포기하고 1인실로 입원해 가족과 할아버지와의 작별의 시간을 갖기로 결정했습니다. 눈에 띄게 심하게 부어오른 배로 인해 호흡곤란까지 심해져, 헐떡대던 할아버지의 마지막 숨소리가 아직도 기억에 남습니다. 당시 할아버지를 병실까지 이송하는 동안 제가 짜 넣어주던 산소마스크 아래에서 서서히 의식이 없어지던 할아버지 눈빛도 기억에서 잊히지 않습니다.

결국 낮은 혈압과 호흡곤란으로 의식이 없어진 할아버지는 다음 날 새벽, 임종하셨습니다. 주치의 선생님이 조용히 들어와 사망선고를 하는 동안, 저와 가족들은 참 많이 울었었습니다. 간암 말기 환자였으니 사실 예상 못한 작별도 아니었건만, 이렇게 갑작스레 가실 줄은 몰랐던 터라 슬픔은 적지 않았습니다.

이후 시간이 지나 할아버지의 장례를 치르며 가족과 얘기 했습니다. 급한 마음에 무리한 시술에 들어갔다면 마지막 모습을 보지 못해 후회가 남았을 것 같다, 시술을 하지 않고 조용히 가족과의 시간을 가진 것은 잘 한 선택이었다고 말입니다. 말기 암으로 인한 끊을 수 없는 고통을 오래 겪지 않고 급히 가신 것도, 어떻게 보면 할아버지의 큰 복이었던 것 같단 얘기도 나눴습니다.

그동안 몇 번, 할아버지의 돌아가실 때 이야기를 꺼낸 적은 있었지만, 이렇게 자세히 적어본 적은 처음인 것 같습니다. 오랜만에 드린 안부전화가 할아버지의 가시는 길을 함께하는 통화가 되었다는 것, 참 희한하죠?

지금도 응급실에서 고통에 힘겨워하는 말기 암환자를 볼 때면, 저는 돌아가신 외할아버지 생각이 납니다.

4장

선생님 가족이라면
어떻게 하시겠습니까?

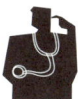

평균 수명이 늘어나고 노인 인구의 증가 속도도 점점 빨라지는 요즘, 응급실에도 노인 환자가 많아졌습니다. 그만큼 응급실에서의 암환자 치료건수도 날로 많아져, 서울의 큰 대학병원 응급실은 마치 암환자의 대기 병상처럼 운영되고 있는 것이 현실입니다.

그 이유를 좀 더 자세히 설명하자면, 대학병원에서 치료받던 암환자는 다른 병원에서 치료받기가 어려워 상태가 나빠지면 해당 대학병원 응급실로 이송됩니다. 그러면 응급실에서 응급처치 후 입원을 해야 하는데, 병실과 중환자실이 모자라 응급실에서 수일간 입원 대기를 해야 합니다. 그럼 뒤이어 들어오는 환자들은 더 오랜 기간 입원이 지연되는 악순환이 반복되는 것이죠.

입원도 입원이지만 갑자기 상태가 나빠진 암환자의 치료를 어디까지 해야 할 것인가도 중요한 문제입니다. 기대 여명이 짧은 말기 암환자에게 고통을 배가 시키는 중환자 치료를 다 시행할 것인지, 아니면 인간적인 모습의 마지막 준비를 위해 가족들이 배려를 해야 할 것인지에 대한 문제가 있습니다.

급한 소식을 듣고 달려 온 보호자들은 다급한 마음에 또는 죄책감과 불안함에 살려만 달라고, 무조건 모든 치료를 진행해 달라고 요구하는 경우가 많습니다. 때로는 이와 반대로, 환자의 오랜 투병 생활에 지친 보호자들이 의식 없는 환자를 빨리 편하게 보내 달라고 요구하는 경우도 생깁니다. 두 경우 모두 진정으로 환자의 의사를 존중하는 선택이 아닐 것입니다.

새벽에 갑자기 호흡곤란이 심해져 응급실을 찾아온 60대 여성 환자가 있었습니다. 의식은 있었지만 한눈에 보기에도 호흡이 힘에 겨워 헐떡대고 있었습니다. 보호자에 의하면, 환자는 말기 담낭암 환자인데 어제까지 상태가 괜찮다가 갑자기 밤늦은 시각부터 호흡곤란을 호소했다고 했습니다.

혈압과 의식은 유지되고 있었지만 호흡 속도와 혈색을 보아서는 바로 기관 삽관을 해야 할 정도였습니다. 하지만 말기 암환자라는 말을 듣고 나서 우리 의료진은 멈칫할 수밖에 없었습니다. 치료를 위한 고민과 동시에 환자의 적극적인 치료에 대한 의지 여부와 그 결정에 대한 존중을 고민해야 했기 때문입니다.

만약 환자 상태가 나빠 바로 기관 삽관을 통해 인공호흡을 하기로 결정했는데 뒤늦게 도착한 보호자가 환자는 연명치료를 원치 않는 상태였다고 하는 경우가 있습니다. 그럼 그때 가서 다시 환자의 삽관 튜브를 뺄 수도 없는 난감한 상황이 연출되기도 합니다.

다행히 이 환자분은 의식이 있어 산소를 최대한으로 투여하면서 보호자분들과 대화를 나눌 수 있는 시간이 있었습니다.

"말기 암이라는 얘기를 들으셨으면, 이 정도 상태라면 결정을 하셔야 할 것 같습니다. 환자가 평소에 연명치료나 인공호흡기 치료, 심폐소생술을 하지 않겠다는 결정을 하신 적이 있나요?"

같이 오신 보호자들은 아직 그런 결정을 한 적이 없다고 했습니다.

"그럼 기관 삽관을 하게 되면 인공호흡기 치료를 해야 되고 중환자실에서 치료받아야 합니다. 만약 상태가 암 때문에 나빠진 것이라면 연명 기간 동안 인공호흡기를 떼지 못하는 상황이 올 수도 있겠습니다."

자세한 설명을 시작하자 보호자들이 동요하는 것이 느껴졌습니다. 얼마 전까지만 해도 상태가 나쁘지 않다가 갑자기 호흡곤란이 발생해 응급실에 왔는데, 이런 결정까지 해야 한다고 하니 당황하지 않을 수 없었을 것입니다.

말기 암환자의 치료를 맡은 주치의는 보통 이런 결정들에 대해 미리 마음의 준비를 하도록 설명하고, 그 결정을 존중하기 위해 문서화해 두도록 하고 있습니다. 하지만 그 결정에 참여하지 않은 보호자의 경우 상황을 모르는 경우도 있고, 상태가 나쁘지 않아 아직 그 결정을 하지 않은 경우도 있더군요.

환자분은 몇 달 전 폐렴을 앓았었고 최근에는 다리가 붓고 움직이면 숨이 찬 적도 있었다고 했습니다. 이렇게 되니 호흡곤란의 원인 감별이 더 어려운 상황이 되었습니다. 과거처럼 폐렴이 다시 온 것인지, 심장이 부어 제대로 기능을 못하는 심부전이 온건지, 또는 암과 관련되어 폐에 물이 찬 폐부종인지, 폐동맥이 작은 암덩이에 의해 막히는 색전증인지 감별이 어려운 상황이었습니다.

이동식 흉부 X-ray 촬영 결과도 폐 염증 소견과 동시에 기관지 부종 소견이 함께 있어 감별이 더더욱 어려운 상황이었습니다.

가족들과 상의 결과 일단 적극적인 치료를 우선 시행해 보기로 하고 기관 삽관을 진행하기로 결정했습니다. 하지만 이렇게 되면 기관 삽관을 위해 수면유도제를 투여한 뒤엔 지속적으로 환자를 진정시키기 때문에 가족들과 마지막 인사를 할 기회가 오지 않을 수도 있는 상황입니다.

저는 삽관을 준비하는 짧은 시간 동안 환자분과 보호자분들이 잠깐 대화할 시간을 주기로 했습니다. 따님은 울면서 말했습니다, 인사하지 않겠다고. 다 나아서 목에서 관 빼면 그때 인사할 거라며 울고 있었습니다. 다른 가족들은 차분히 환자분께 힘을 내라며 손을 잡아 주는 것으로 인사를 마쳤습니다.

수면유도제가 들어가자 환자의 의식은 곧 없어졌고, 기관 삽관을 마친 후 인공호흡기를 연결하자 서서히 산소 수치는 좋아졌습니다. 그 사이 나온 혈액검사 결과는 염증 수치 상승과 함께 폐동맥 색전증에서 올라가는 수치가 높게 확인되었습니다. 암은 색전증의 위험인자로, 색전증이 맞다면 급히 혈전 용해제나 수술적 제거술을 고려해야 하는 상황. 급히 흉부 전산화 단층촬영 검사(enhanced chest CT scan)를 시행하기로 결정했습니다.

긴박한 여건에서 CT를 촬영하기 위해 준비하던 중 환자의 혈압이 갑자기 떨어지기 시작했습니다. 120을 유지하던 수축기 혈압이 90 이하로 떨어져 버렸습니다. 맥박은 120, 환자는 쇼크 상태로 빠져들고 있었습니다. 이런 상태로는 CT를 촬영하는 그 10여 분의 시간을 견디지 못하고 심정지가 올 수 있어 대단히 위험한 상황이었습니다.

설상가상 암투병으로 인해 환자의 말초혈관이 모두 수축해 있어 수액치료도 원활하지 못했습니다. 일단 심장에 가까운 굵은 혈관인 중심정맥을 잡고 강심제를 써서 혈압부터 안정화시키기로 결정했습니다.

다행히 중심정맥을 통해 강심제를 사용한 후 서서히 혈압이 안정되었습니다. 이후 촬영한 CT 소견으로는 폐렴에 의한 심한 흉수가 확인되었고 폐동맥 색전증은 보이지 않았습니다. 항생제를 사용하며 인공호흡기 치료를 하고 중환자실에서 지켜봐야 하는 상황. 보호자의 감사 인사를 들으며 환자를 중환자실로 옮길 수 있었습니다.

환자의 호흡곤란 원인이 치료 가능한 폐렴이었기에 다행입니다. 만약 암의 진행에 의한 호흡곤란이었다면, 보호자로부터 고맙다는 인사를 들을 수 있었을까요? 또한 입원 경과 중 인공호흡기를 떼지 못하는 상황이 온다면, 그때에도 의사에게 고마워할 수 있을까요?

현재로서는 개인 정보 보호의 이유로 의료기관 간에 실시간으로 의료기록을 공유할 수 있는 시스템이 없습니다. 그렇다 보니 환자가 암환자라 하더라도 평소에 어떤 상태였는지, 치료 중이었는지 치료 포기 상태였는지, 연명치료 거부 의사를 밝힌 적이 있는지 여부를 타 병원 응급실 의료진 입장에서는 알 수 없습니다. 응급상황에 같이 오신 보호자의 진술에만 의존해서 어려운 결정을 내려야 하는 것이죠.

평소 연명치료는 거부하겠다는 의사를 밝힌 말기 환자의 경우라도 갑자기 환자의 상태가 나빠져 응급실을 찾을 수 있습니다. 이런 상황에서는 의료진의 설명이 이해가 어렵고 받아들이기 힘들 수 있습니다. 가족의 입장이라면 어쩌면 당연한 것인지 모릅니다. 이 갑작스런 상태가 치료를 잘 해서 잠시 위기만 넘기면 더 오래 곁에 있을 수 있는 상태인지, 아니면 오랜 기간 고통만 가중시키는 결정이 될지는 보호자로서 알기 어렵습니다.

아니, 의료진도 신이 아니기에 정확하게는 알 수 없습니다. 배운 바와 경험에 비추어 앞으로의 경과를 예측할 뿐입니다. 이럴 때 한 보호자는 제게 이렇게 물어 왔습니다.

"선생님 가족이라면 어떻게 하시겠습니까?"

보호자로서 어떤 결정을 내려야 할 때 의료진에게 결정에 대한 책임을 지우지 않으면서도 솔직한 의견을 물어보기 가장 적절한 질문이지 않았을까 생각해봅니다.

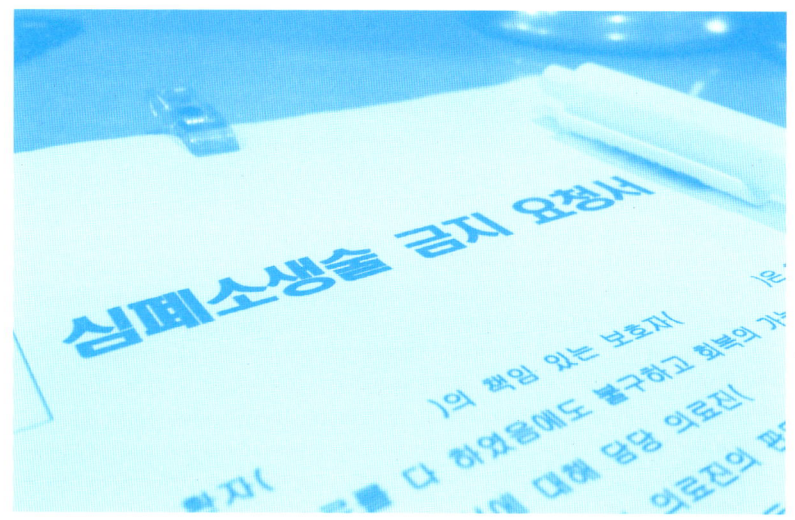

　우리 응급실 의료진들은 이런 얘기를 합니다. 생을 정리할 때가 되거나 치료가 불가능한 병에 걸리면 DNR (Do Not Resuscitation, 심폐소생술 거부의사)부터 챙길 거라고 말입니다.

　우리가 시행하고 있는 중환자 치료에 있어 한 가지 중요한 의무를 놓치고 있는 건 아닌지, 보호자로서 환자에게 존중해 줘야 할 마지막 중요한 권리를 놓치고 있는 것은 아닌지 고민이 필요해 보입니다.

▶ 참고_응급실 사용 설명서 #10 **말기 암환자 관련 응급** (p.266)

5장

우울증은 마음의 감기라는 얘기가 있죠?

요즘 언론에는 삼포세대 오포세대라는 말이 오르내리더군요. 참 안쓰러우면서도 듣기 불편한 말이었는데 이제는 칠포세대에 삶포세대라는 말까지 등장하면서 팍팍한 현실을 표현하고 있습니다. 고등학교 공부 마치고 대입시험을 보고나면 자유를 만끽하며 놀다가 자연스레 취업이 되던 경제성장기가 지나간 지 오래. 지금의 현실은 능력을 발휘할 기회조차 얻지 못한 젊은이들에게 가혹하기까지 해 보입니다. 이게 남의 세대 이야기가 아닌 것이, 동년배 친구들 중에서도 몇 년 취업이 늦은 친구들은 혹독한 경쟁의 틈에서 고생을 많이 하고 있더군요.

예전의 경제 위기 상황으로는 1998년 아시아 외환 위기에서 촉발된 IMF 관리시기를 들 수 있을 겁니다. 뉴스에서는 하루가 멀다 하고 사업에 실패해 나락으로 떨어진 중년 남성들의 자살 소식이 줄을 이었었죠. 요즘은 젊은 세대의 고통이 그 자리를 대신한 것처럼 보입니다. 응급실에서도 그 현실이 느껴질 정도이니까요.

늦은 저녁시간, 119 상황실로부터 젊은 남성에게 심폐소생술을 시행하며 이송중이니 준비해달라는 연락을 받았습니다. 곧 요란한 앰뷸런스 소리와 함께 환자가 도착했고 의식과 맥박은 없었습니다. 119 대원이 현장에서 다 타버린 번개탄을 발견했다고 했습니다. 보호자는 오전에 집에서 나오기 전에 환자와 대화를 나눴고 점심께 전화통화 했었으며 이후 상황은 확인되지 않았다 합니다. 환자는 체온이 남아있는 상태, 사망 후 수 시간 뒤에 보이는 시반(적혈구가 중력방향으로 내려와 피부가 보랏빛으로 보이는 현상)도 거의 보이지 않았습니다. 일단 사고 후 얼마의 시간이 지났는지 모르겠지만 소생 가능성이 있겠다 싶어 심폐소생술을 이어갔습니다.

하지만 결국 환자의 심장은 전혀 반응하지 않았습니다. 일산화탄소 중독의 경우 시반이 잘 나타나지 않아 사고 시점을 알 수 없는 경우가 많은데 이번 경우에도 아마 발견되기 전 오랜 시간이 지난 것 같았습니다.

이후 전해들은 이야기입니다. 이 남성은 군대에 가기 전, 생활비로 약 40만 원의 사채 빚을 지게 되었습니다. 어떻게든 되겠지 하는 마음에 이를 해결하지 않은 상태로 입대를 했고, 돌아와 보니 빚이 눈덩이처럼 늘어나 여러 차례 독촉을 받았다고 합니다. 어려운 가정환경에 해결의 기미는 보이지 않아 여러 사채로 돌려막기를 하다 늘어난 빚은 결국 수천만 원. 사고 당일에도 어머니 가게에서 빚 독촉이 있었다고 합니다.

이제 20대 중반에 들어선 신체 건강한 아들을 하늘로 보낸 부모님의 미어지는 통곡 소리는 오래도록 응급실 의료진의 마음을 무겁게 했습니다.

안타까운 젊은이의 이야기는 어려운 가정 경제 상황이 원인인 부분도 있지만 사회의 도움이 있었다면 일어나지 않았을 일이라 안타까움을 더합니다. 어렸을 때부터 학교에서나 가정에서 경제관념에 대한 교육이 이뤄졌다면 이런 일이 있었을까요? 어쩌다보니 큰 빚에 고통 받고 있다면, 채무 변제나 개인 회생 등 보호 시스템으로도 숨통을 트여 나갈 수 있었을 텐데 말입니다.

돈에 대해 안타까운 모습은 사실, 이 젊은이만의 문제는 아닌 것 같습니다. 돈은 행복의 수단이어야 하는데 지금 우리는 오로지 돈을 벌기위해 살고 있지는 않나요? 지금 이 순간에도 수많은 사람들이 과도한 채무를 통해 집을 소유하고, 이 집값이 떨어지지 않을까 전전긍긍하면서 살고 있지 않나요? 단칸방에 살아도 가정에 위기가 오지 않는 게 더 중요할 것 같은데 우리 사회는 그렇게만 돌아가지는 않는 것 같습니다.

경제 상황이 좋지 않을 때 증가하는 여러 질환이 있지만 그 중 우울증은 그 심각성이 더 큽니다. 한낮에 119를 통해 심폐소생술을 준비해 달라는 연락을 받았습니다. 자세한 상황을 물어보니 유치원 다닐 나이의 소아가 칼에 찔렸다는 겁니다. 급히 소생술 준비를 하고 환자를 맞을 준비를 하고 있었습니다.

그때, 요란한 소리와 함께 119 카트가 들어왔습니다. 인계를 받고 심폐소생술을 하려 가슴부위를 누르니 압박할 때마다 아이의 앞가슴에서 출혈이 지속되고 있습니다. 칼이 들어간 자국은 심장을 향해 있었고 심낭은 열려있는 상태였으며 이미 아이는 핏기가 하나도 없는 상태였습니다. 희망이 거의 없는 상황에서 의료진들은 도대체 누가 이런 짓을 했냐며 분노하고 있었습니다.

그 때 옆방에 들어온 환자의 소식을 들을 수 있었습니다. 복부에 칼에 찔린 자국이 여럿인 젊은 여자, 바로 아이의 엄마였습니다. 나중에 확인한 바로는 아이의 엄마는 우울증을 앓고 있었는데 치료받지 않고 있었다고 합니다. 그리고 그 날, 아이와 함께 자살을 하겠다며 아이의 가슴을 먼저 찌르고 자신의 배를 찔렀으나 통증으로 자살에 실패한 상황이었습니다. 결국 아이는 출혈이 심해 심장기능이 다시 돌아오지 못했고 엄마는 응급수술을 위해 외과로 입원하게 되었습니다.

수술이 끝나고 나면 그 엄마는 얼마나 많은 시간을 힘들게 보낼까요? 한사람에 대한 분노로 그칠 문제는 아닌 것 같습니다. 자신이 병중에 있다는 것을 인지하고 치료에 협조하는 것을 병식이라고 합니다. 보통 우울증 환자는 자신의 상태가 치료가 필요한 상태라는 것을 인정하지 않는 경우가 많습니다. 병식이 없다보니 치료의 시작도 매우 어려운 경우가 많습니다. 억지로 끌고 가서 치료하자니 협조가 안 되고 상담의 시작부터 삐걱대게 되는 것이죠. 그렇다고 나빠지는 과정을 그냥 두게 되면 자살사고 등 큰 위험이 따르게 됩니다.

이럴 땐 작은 자살의 징후라도 주위 사람들이 면밀하게 확인하고 과감하게 움직여야 합니다. 이전에 10대 소녀가 손목을 면도날로 그어 내원한 적이 있었습니다. 인대손상은 없어 봉합을 마치고 부모님께 정신과 응급 입원치료를 권유하였습니다. 하지만 아이가 싫다고 하니 부모도 그냥 집으로 데려가겠다고 하였습니다. 그리고 몇 시간 뒤, 다시 돌아온 소녀의 몸은 옥상에서 떨어져 싸늘하게 식어버린 상태였습니다.

우리 주위에 우울증은 드물지 않습니다. 그래서 더 발견하고 치료를 시작하기가 어려운지도 모르겠습니다. 그 정도 고민은 나도 있다, 원래 그 때는 그렇다 등. 가볍게 던지는 말이 마음의 병을 앓고 있는 사람에게는 옥상에서 등을 떠미는 손처럼 느껴질지도 모릅니다. 자살 전 징후가 있다고 하는데요, 죽고 싶다는 얘기를 분명하고 직접적으로 표현할 때, 미안하다 고마웠다는 얘기를 갑자기 자주 쓸 때, 소중히 여기던 물건을 남에게 줄 때 등입니다. 이런 작은 징후를 가벼이 넘기면 절대 안 됩니다. 그래서 응급실 의료진은 우울한 모습을 보이는 환자에게 직접적으로, 혹시 죽고 싶다는 생각을 한 적이 있냐고 묻습니다.

'우울증은 마음의 감기다'라는 말도 있듯 이는 누구에게나 생길 수 있는 흔한 문제입니다. 예전엔 정신과 진료 기록이 취직, 결혼 등에 주홍글씨처럼 따라붙는다 하여 치료 자체를 거부하는 경우도 많았습니다. 요즘은 꼭 정신과 치료를 받지 않더라도 자살예방센터와 지역별 정신건강증진센터에서 상담과 보건 업무를 진행하고 있습니다. 덕분에 도움을 받기에 상황이 많이 나아졌습니다. 모든 이들이 관심을 갖고 알고 있어야 할 내용이라 생각해 여러분께 알립니다.

CHAPTER
06

예기치 못한 사고

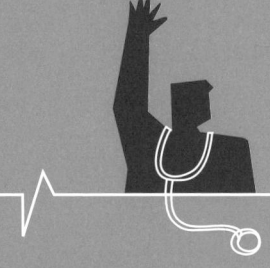

의 사 최 석 재 의 응 급 실 이 야 기

1장

응급실이죠?
앰뷸런스 좀 보내줄 수 있어요?

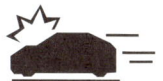

　이번 이야기는, 예기치 못한 교통사고와 관련한 가슴 아픈 이야기입니다. 응급실에서 근무하다 보면 특히 교통사고와 관련해 안타까운 경우를 많이 보는데요. 비 소식이 들려오는 날이면 도로 어딘가에서 사고로 고통에 신음하는 분이 계시는 게 아닐지 걱정이 됩니다.

　저는 중학생 시절, 수학여행을 다녀오던 중 큰 사고를 당할 뻔 했습니다. 관광버스를 타고 가는데 갑자기 차가 크게 흔들리며 도로 바깥쪽 산기슭에 부딪혔습니다. 창문을 깨고 나와서 확인하니 바로 1m 앞이 낭떠러지였습니다. 아, 지금 생각해도 아찔하네요.

　그때 맨 뒷자리에 탔던 친구는 앞으로 고꾸라진 데다 하필 머리 위로 오디오 시설까지 떨어지는 바람에 많이 다쳤었습니다. 나중에 알고 보니 정비 불량으로 조향 장치가 고장 나 핸들 조작에 문제가 생긴 상황이었습니다. 운전사 아저씨께서 더 큰 사고를 막기 위해 일부러 낭떠러지가 나타나기 전에 산기슭 쪽으로 방향을 튼 거라고 하더군요. 그때 처음으로 교통사고의 위험성을 크게 느꼈습니다.

무더운 여름의 한 가운데가 지나고 장마가 시작되었을 때였습니다. 장대비가 오는 장마에는 응급실 환자가 줄어듭니다. 아무래도 극심한 통증이 아니고서야 밤에 빗길을 뚫고 응급실에 오기는 부담이 돼서 그럴 겁니다.

그래서인지 그날 밤은 평소에 비해 비교적 조용한 분위기였습니다. 하지만 이렇게 비가 오면 교통사고 환자는 더 증가하기 마련입니다. 약한 빗방울이 내리면 접촉사고가 늘어 목을 잡고 오는 환자들이 생깁니다. 그러다 폭포 같은 비가 쏟아지면 중한 교통사고를 당한 환자가 발생하게 됩니다. 그때부터 응급실 의료진은 벌집 쑤신 듯한 혼란을 경험하게 되는 것이죠.

실습 나온 의대생들과 응급구조과 학생들도 모두 귀가하고 저를 포함한 당직의 세 명만 남아 자리를 지키고 있을 때 응급실로 전화 한 통이 걸려 왔습니다.

"응급실이죠? 앰뷸런스 좀 보내 줄 수 있어요?"

종종 병원 앰뷸런스가 119처럼 환자를 병원에 데려다 주는 줄 알고 문의하는 경우가 있어 환자의 보호자 되시냐고 묻자 뜻밖에도 119 상황실이라는 답변이 돌아왔습니다.

"지금 사고가 났는데 119 차량이 모자라서요."

일단 원무과로 전화를 돌리고 나서 생각해 보니 웬만한 대형사고가 아니고서야 119 앰뷸런스가 모자랄 일은 없을 텐데 이상하다 싶었습니다. 저는 미리 소생실을 준비할 것을 지시하고, 만약을 대비해 팀을 조직하고 있었습니다. 마침 다른 환자를 이송하기 위해 119 대원이 들어오기에 혹시 근처에서 큰 사고 난 것이 있냐고 물었지만 정확하게는 모르겠고 급한 무전이 들어오긴 했다는 답변만 돌아왔습니다.

그리고...

"CPR요!"

아니나 다를까 불안한 예감은 적중했습니다. 응급실 입구에서 119 대원이 환자를 싣고 뛰어 들어오고 있었습니다. 먼저 들어온 환자는 50대 남자로, 안면부가 피투성이가 된 채 얼굴 부위가 적갈색으로 변해 있었고 심하게 부어 있는 상태였습니다. 이런 상태는 외상성 질식(강한 가슴 압박이나 순간적인 타격으로 순환이 되지 않는 상태)을 추정할 수 있는 소견이었습니다. 심박동이 전혀 없어 바로 심폐소생술을 이어갔습니다. 설상가상으로 얼굴에 붓기까지 심해 기도가 보이지 않아 기관 삽관이 되지 않았습니다. 그러던 중 다음 환자가 도착해 옆방으로 들어가는 것이 보였습니다.

연락을 받고 추가 환자를 대비해 내려와 있던 4년차 선배와 병동 주치의, 중

환자실 주치의가 두 번째 환자를 맡았습니다. 두 번째 환자는 젊은 남자로, 밖으로 보이는 출혈은 없었지만 혈색이 창백하고 심박동이 없는 상태였습니다.

일단 첫 번째 환자의 기도를 확보하는데 성공했습니다. 다시 진찰해 보니 양쪽 갈비뼈 골절이 여럿 만져졌습니다. 흉관 삽입을 준비하도록 해 놓고 심폐소생술을 지속하도록 했습니다. 잠시 두 번째 환자의 상태를 보러 옆방으로 가려는데... 그때 119 대원과 함께 환자 한 명이 더 실려 들어오는 것이었습니다.

이제는 감당하기 어려운 상황이 되었습니다. 의료진 인력이 외상에 의한 심폐소생술 세 건을 한꺼번에 시행할 정도의 여력이 되지 않았기 때문입니다. 원래 이런 상황이 예견되었다면, 현장에서부터 미리 심정지 환자 중 살릴 가능성이 있는 환자와 없는 환자를 가려내는 환자분류(triage)를 했어야 합니다. 하지만 우리에겐 환자 수와 현장에 대한 정보가 없었습니다. 양쪽 방에서 심폐소생술을 시행하는 사이 한 명이 더 추가되었고 게다가 뒤에 추가 환자가 더 있다는 119 대원의 말에 우리는 어쩔 수 없이 결정을 내리기로 했습니다.

"1번 방 CPR 그만합시다. 1, 2년차들은 모두 나가서 방금 도착한 환자 밖에 있으니까 거기 도와줘!"

결국 외상성 질식에 양쪽 흉부가 완전히 부서져 소생 가능성이 없다고 판단되는 첫 번째 환자를 포기하기로 결정했습니다.

소생실 부족으로 일반 중증환자가 누워 있는 응급실 중환자 공간에서 심폐소생술을 시작한 세 번째 환자도 아직 앞날이 창창해 보이는 젊은이. 귀에서 출혈이 있는 것으로 보아 두개골절, 뇌출혈이 의심되었고 심박동은 없는 상태였습니다.

두 번째 환자를 보던 4년차 선배가 먼저 나와서 환자를 데려온 119 대원들의 도움을 받아 심폐소생술을 시행하고 있던 상황이었습니다. 세 번째 환자에 의료진을 배치한 저는 다시 두 번째 환자의 상태를 확인하기 위해 소생실로 들어갔습니다. 심전도에 신호가 있어 잠시 손을 떼어 보도록 하니 심실세동(심장이 부르르 떠는 상태)의 심전도가 나타났습니다.

"CPR 하고 있어. 쇽 하자."

제세동을 한차례 시행하고 다시 소생술을 지속하던 중 밖에서 4년차 선배의 목소리가 들려왔습니다.

"석재야! 2번 방 그 환자 오른쪽에 먼저 튜브 넣어!"

첫 번째 환자를 위해 준비되었던 흉관 세트는 결국 첫 번째 환자가 아닌 다른 환자에게 사용되게 되었습니다. 미안한 생각이 잠시 들었지만, 감상에 젖을 새도 없이 세트를 옮겨와 응급 흉관 삽입술을 시행해야 했습니다. 부서진 갈비뼈 사이로 작은 절개선을 넣고 굵은 튜브를 넣자마자 뿜어져 나오는 적갈색의 피. 한눈에도 피의 양이 적지 않겠다 싶었는데 튜브를 고정하는 그 짧은 사이, 배액통은 벌써 반 이상 차오르고 있었습니다.

"여기 보틀 좀 바꿔 주세요!"

배액통을 바꾸고 나서도 심폐소생술을 하는 압박 그대로 심장에서 짜내듯 혈류가 뿜어져 나와 두 번째 통까지 가득 차 버렸습니다. 아직 접수도 되지 않아 응급수혈 요청도 못한 상태. 피가 준비되려면 적어도 20분은 버텨주어야 하는데, 이건 버틸 수 있는 출혈 속도가 아니었습니다.

수혈 대신 수액을 다량 주입하도록 하고 어쩔 수 없이 튜브는 잠가야만 했습니다. 빠져나오는 속도를 그나마 늦춰 볼 수 있는 방법은 튜브를 잠가 버리는 것뿐... 심실빈맥이 한차례 지나간 환자의 심전도는 이후 전혀 반응이 없었습니다.

절망적인 흉강 내 출혈을 확인했지만 심실빈맥이 한차례 있었고 워낙 젊은 환자라 좀 더 소생술을 시행해 보기로 했습니다.

이제는 다른 환자들을 확인해야 할 때...

세 건의 심정지 환자에 의료진이 붙어 있는 사이, 외상 처치실에 환자 두 명이 더 들어와 있었습니다. 둘 다 젊은 환자였는데, 첫 번째 환자는 다리 골절만 있어 보여 그나마 다행이었습니다. 두 번째 환자는 얼굴에 여러 상처가 있고 횡설수설하는 모습이었습니다. 머리 안쪽에 출혈이 있을 가능성이 높은 상태라 서둘러 CT 검사를 의뢰해 놓고 사고 경위를 알기 위해 경찰을 찾았습니다.

하지만 응급실을 방문한 경찰도 상황을 모르기는 마찬가지였습니다. 워낙 심한 빗길에서 일어난 사고라 현장의 목격자가 확보되지 않은 모양이었습니다. 그나마 정신이 가장 멀쩡한 외상처치실의 첫 번째 환자로부터 경찰이 얻어 낸 정보는, 네 명의 10대 청소년들이 탄 승용차와 마주 오던 택시가 부딪혀 사고가 났다는 것.

먼저 심정지 상태로 왔던 두 명의 젊은이가 운전석과 조수석 탑승자, 마지막으로 도착한 외상 처치실의 두 명이 뒷좌석 탑승자였던 모양입니다. 또 한 명의 심정지 상태로 온 50대 남자는 택시 승객이며, 택시 운전사는 그나마 상태가 가장 경미하여 거리가 먼 다른 병원으로 옮겨졌다고 했습니다.

친구들과 비 오는 한밤중 함께한 모험의 결과는 엄청난 후폭풍으로 돌아왔습니다. 초기에 심정지 상태로 들어왔던 세 명은 결국 사망 선언을 해야만 했습니다.

잠시 후, 한 어머니가 응급실에 도착해서는 아들의 얼굴을 확인하고 오열하기 시작했습니다. 잠깐 나갔다 온다는 말과 함께 집에서 나가는 걸 봤는데 이게 어떻게 된 거냐고 울부짖었습니다. 다른 보호자들도 연락을 받고 속속 도착, 응급실은 온통 울음바다가 되어 버렸습니다.

그렇게 그날 밤은 폭포처럼 쏟아지는 빗줄기와 아들들을 잃고 응급실에서 오열하는 부모님들의 눈물이 겹쳐졌습니다.

예나 지금이나 외상환자의 치료에는 어려움이 많습니다.

그래서 최근 보건복지부에서는 몇몇 대형병원에 중증외상센터를 지정했습니다. 치료에 촌각을 다투는 외상환자를 따로 관리하고 예방 가능한 사망을 줄이기 위한 노력입니다. 응급의학과와 각 외과계열 교수님들이 한데 모여 팀을 구성해 대기하고 있다가 중증외상 환자가 발생하면 환자를 살리기 위해 적극적으로 개입합니다.

아쉽게도 제가 전공의였던 시절에는 이런 외상환자를 위한 시스템이 없었습니다. 지금처럼 응급실에 도착하자마자 의료진들이 함께 상의해서 빨리 수술 결정을 내려주었다면 몇몇 환자들의 생과 사의 갈림길은 달라졌을 겁니다. 어쨌든 지금은 많이 좋아졌고, 그 말은 곧 앞으로도 점점 좋아질 수 있다는 것이겠지요. 그래야 합니다.

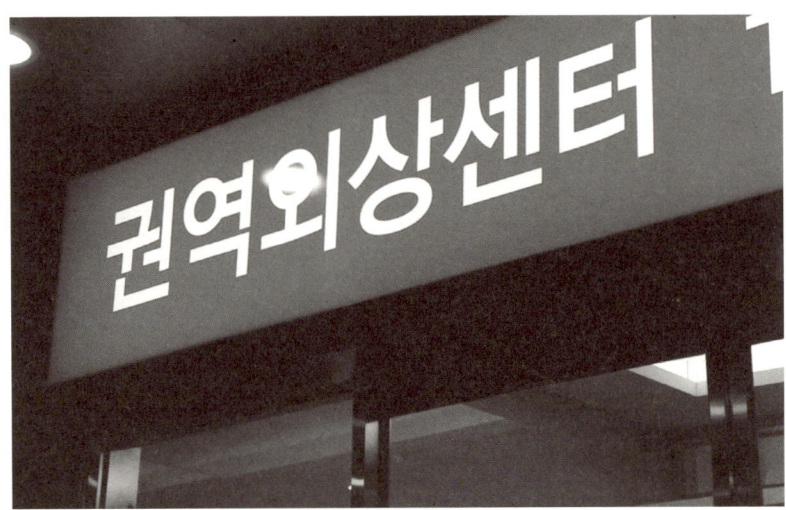

2장

아이가 교통사고로 다쳐서 응급실에 와 있습니다

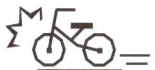

아이를 키우는 부모 입장에서 내 아이가 교통사고로 다쳤다는 소식은 하늘이 무너지는 듯한 소식일 겁니다. 사고의 경중을 떠나서 말이죠. 간혹 부모님이 함께 오지 못하고 사고로 다친 환아와 가해자만 병원에 도착해서 먼저 치료받을 때가 있습니다. 그럴 때,

"아이가 교통사고로 다쳐서 응급실에 와 있습니다."

라고 전화로 설명하려 하면 보호자는 갑작스런 소식에 너무 당황해서 대화가 어려워지는 경우도 생깁니다.

어렸을 때 자전거 사고로 다친 적이 있습니다. 뒤에 친구를 태운 채 아파트 옆 내리막길을 내려가다 갑자기 나타난 트럭에 부딪혔습니다. 다행히 병원에 실려가 저는 찰과상을, 친구는 뇌진탕을 진단받고 별 탈 없이 퇴원했지만, 그 날 부모님께 걱정을 많이 끼쳐 드렸지요. 이제 아이를 키우는 입장이 되어

보니, 응급실에서 전하는 아이의 사고 소식에 부모님이 얼마나 놀라셨을지 느껴집니다.

어느 늦은 밤, 119 상황실로부터 보행자 교통사고 환자가 실려 오고 있다는 연락을 받았습니다. 심정지 상태이고 상태가 좋지 않다고 했습니다. 보행자 교통사고는 차량의 속도와 무게에 의해 엄청난 힘을 전달받으면서 손상이 발생됩니다. 따라서 몸의 각 부분에 외상이 심하고 다량의 출혈이 동반되는 경우가 많습니다. 게다가 이미 현장에서 심정지가 왔다면 좋은 경과를 기대하기 어려운 경우가 대부분이지요.

마음 단단히 먹고 대기하던 응급실 의료진이었지만, 도착한 환자의 상태를 보자 안타까움에 절로 탄식이 나왔습니다. 교복을 입은 여학생이 얼굴 쪽이 피투성이가 된 채 심폐소생술을 받으면서 도착했기 때문입니다. 119 대원에 따르면 환자가 버스에서 내려 길을 건너던 중, 환자를 보지 못하고 지나가던 승용차에 세게 치어 다친 것 같다 하였습니다.

환자 상태는 한마디로 절망적이었습니다. 이마에 큰 상처가 있고 양쪽 눈은 부어있으면서 동공은 반응이 없었습니다. 양쪽 다리에선 골절된 뼈로 인해 출혈이 있었고 이마저도 순환 상태가 좋지 않아 출혈량이 줄어든 상태였습니다. 뇌출혈과 다리 골절로 인한 저혈량 쇽이 추정되는 상황이었습니다. 부랴부랴 기관 삽관과 다량의 수액을 공급하면서 심폐소생술을 지속했고, 다행히 얼마 지나지 않아 심박동은 돌려놓을 수 있었습니다.

이제 빠른 수술을 통한 지혈만이 꺼져가는 생명을 붙잡을 수 있는 유일한 방법입니다. 보호자께 연락을 시도하면서 대학병원 전원 문의를 동시에 진행했습니다. 말 그대로 일분일초가 급했습니다. 주위 대학병원에 중환자실이 부족하다 하여 전원 갈 병원을 결정하는데 어려움을 겪다가, 다행히 한 병원에서 환자를 받아주기로 하였습니다. 그리고 원무과로부터 환자의 아버지께 연락이 닿았다는 얘기도 들었습니다.

다행히 혈압이 유지되어 전원준비를 마쳐갈 때쯤, 환자의 아버지께서 응급실에 도착하셨습니다. 이 절망적인 소식을 전하려 하니 긴장이 되어 잠시 큰 숨을 들이쉬어야 했습니다. 환자 아버지께 일단 자리에 앉으시도록 한 뒤, 처음 응급실에 도착했을 때의 상황부터 천천히 설명을 시작했습니다. 상황이 안 좋으니 마음 단단히 먹으셔야 한다는, 그리고 이제 긴 싸움을 시작하셔야 할 것 같다는 말과 함께요.

아버지는 흥분해서 화를 감추지 못하셨습니다. 내 딸을 친 놈은 어디 있는 거냐며 저를 밀쳐냈습니다. 그렇습니다. 이 상황에서 가만히 있을 수 있는 보호자가 어디 있을까요? 그 마음이 십분 이해되는 상황이라 잠시 흥분이 가라앉기를 기다렸습니다.

잠시 후, 따님의 얼굴을 확인한 아버지는 오히려 침착해졌습니다. 대학병원으로 전원 하여 수술 등 처치를 시도해야 한다는 설명에 동의하고 앰뷸런스에 탑승했습니다. 상황이 상황인지라 병동에 있던 당직 선생님께 응급실을 부탁해놓고 저도 전원에 같이 참여하기로 했습니다. 앰뷸런스의 사이렌

소리와 함께 인공호흡 백을 짜며 달린 20여분의 시간이 그날따라 훨씬 길게 느껴졌습니다.

그 날, 다행히 별 탈 없이 대학병원으로 이송을 마쳤습니다. 하지만 앞으로 긴 사투를 벌일 환자와 아버지를 응급실에 두고 나오면서 저는, 가슴이 갑갑해져 옴을 느꼈습니다. 이송에 참여했던 기사님과 의료진들은 차마 바로 출발하지 못하고 한숨만 쉬며 하늘을 원망했습니다.

수련의 시절에도 교통사고로 다친 고등학생을 치료한 적이 있습니다.

밤새 정신없이 환자를 보다 아침 의국회의를 마치고 퇴근을 준비하던 때였습니다. 한 교복을 입은 여고생으로 추정되는 학생이 보행자 교통사고를 당해 119 대원과 함께 소생실로 실려 들어왔습니다. 외부로 보이는 출혈은 없었지만 쓰러지면서 바닥에 머리를 부딪혔는지 환자는 횡설수설 하고 있었습니다.

헌데 이상한 것은 팔다리, 가슴과 배에 특별히 상처는 없는데 배가 약간 불러있고 단단해져 있었습니다. 혹시 부딪히면서 간이나 비장이 손상을 입어 혈복강(배 안쪽에서 출혈이 발생한 상태)이 발생하지 않았나 걱정되는 상황이었습니다.

급히 초음파 기계를 옮겨와 응급 외상 초음파(focused assessment sonography in trauma, FAST)를 시행하였습니다. 헌데 초음파에 나타난 것은 출혈 소견이 아니었습니다. 그것은 자궁 안에 잠든 듯 누워있는 태아였습니다.

생각지도 못한 결과에 다들 놀랐지만 일단 진정하고 태아의 심박동을 찾아보기로 했습니다. 하지만 안타깝게도 태아의 심박동은 찾을 수 없었습니다. 혹시 모르니 일단 배를 납으로 가린 채 머리 CT를 촬영하기로 했고, CT 결과는 수술할 정도는 아닌 약간의 뇌내출혈만 보이고 있었습니다. 그 사이 연락해 도착한 산부인과 의료진은 다시 한번 초음파를 시행하였고 역시나

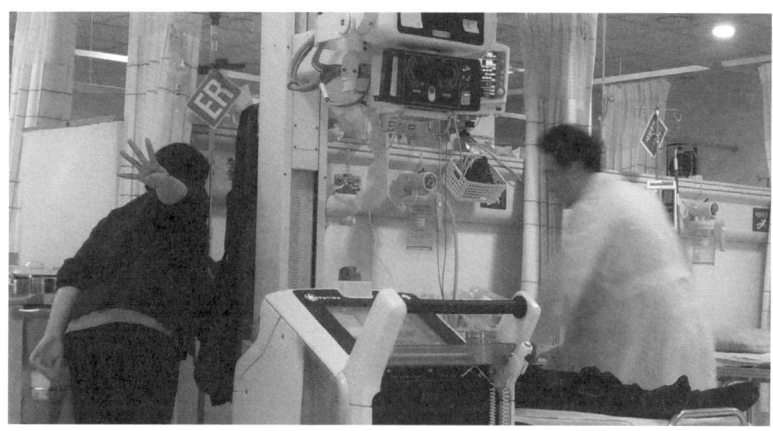

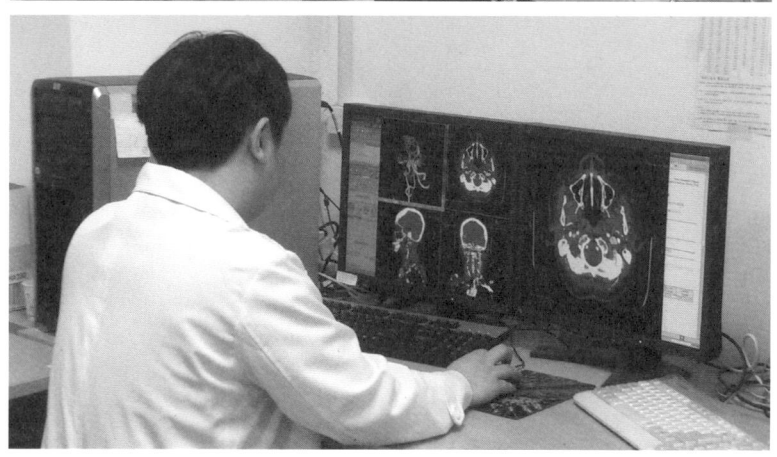

'태아는 24주 크기에 심장은 멈춰있다'는 결론을 냈습니다.

　모르겠습니다. 아직 학생인 환자가 임신 사실을 알고 있었는지, 낳으려고 준비 중이었는지, 아니면 혹시 임신 사실에 절망해 자살을 생각했던 건 아닌지… 여러 가지 생각이 머릿속을 맴돌았습니다. 아직 보호자는 찾지 못했고 환자는 머리를 다쳐 대화가 불가능합니다. 빛을 보지 못하고 변을 당한 태아는 아직 뱃속에 그대로 있고요.

　비극적인 상황이지만 우선 치료는 진행해야겠지요. 산부인과에서는 이미 심장이 멈춘 태아의 만출을 위해 유도분만 약물을 달기로 했고 환자는 신경외과 중환자실로 입원해 뇌내출혈 치료를 진행하기로 했습니다.

　우리 생활에 뗄 수 없는 필수 소비재가 되어버린 자동차. 하지만 편리함 뒤에 큰 위험과 고통이 자리하고 있습니다. 지금 이 시간에도 우리 주위에서 교통사고 피해자가 생기고 있을 테니까요. 게다가 학생이 등하교중 교통사고를 당한 경우, 대부분 보행자 교통사고여서 안타까움을 더하는 경우가 많습니다. 그럴 때면 응급실 의료진의 고생도 고생이지만 환자가 겪을 긴 투병과 가족들의 슬픔에 대한 안타까움이 더 크게 느껴집니다.

　그 말로 다 못할 슬픔은 응급실 의료진에게도 오래도록 큰 충격으로 남습니다.

▶ 참고_응급실 사용 설명서 #11 **심폐소생술** (p.269)

[3장]

수술 자체는
그리 큰 문제가 아닌지도 모릅니다

 김포란 도시는 참으로 넓습니다. 제가 강화에서 태어나 인천에 살면서 강화에 있는 대학교를 다니면서 그 중간에 있는 김포를 수도 없이 지나 다녔습니다. 지금도 김포에 있는 병원에서 일을 하고 있지만, 지도로 보면 아직 김포라는 땅덩이 중에 발이 닿지 않은 곳이 많은 걸 알게 됩니다.

 그런 도농 복합도시 김포의 환자군은 다양합니다. 신도시 아파트 단지에는 젊은 엄마 아빠와 소아 환자가 많고, 농촌 지역에는 한평생 농사밖에 모르고 사셨던 어르신들이 많습니다. 한편으론 소규모 공장이 모여 있는 공업지대도 있어서 손을 다쳐 오시는 분들이 특히 많습니다.

 제가 일하고 있는 병원 정형외과엔 실력 좋은 미세접합 수술 전문 과장님이 계십니다. 그래서 이 근방에서 손을 다친 환자가 저희 응급실로 많이 이송되어 오는 편이죠. 어떤 날은 정형외과 과장님이 밤 10시까지 수술을 다 마치고 지친 얼굴로 응급실에 인사하며 지나가시는 경우도 있습니다. 이렇게 말씀하시면서 말이죠.

"(손 다친 환자가) 이젠 또 없겠죠? 조용한 밤 되세요!"

헌데 손을 다쳐 오시는 분들이 주로 공장에서 작업하는 분들이다 보니, 피부만 조금 다치는 경우가 별로 없습니다. 프레스에 눌려서, 롤러에 갈려서, 벨트에 끼어서 등의 이유로 크게 다쳐 오시는 경우가 대부분입니다. 그래서 수술이 필요한 경우가 많고 수술 후 재활 기간도 긴 경우가 많습니다. 그나마 수술 후 손을 온전히 다 쓸 수 있으면 다행입니다. 아무리 미세접합 수술이 발달했다 한들 도저히 손가락을 살릴 수 없을 정도로 다친 경우엔 안타깝지만 손가락 절단 수술을 결정하게 됩니다.

이런 경우에 수술 자체는 그리 큰 문제가 아닌지도 모릅니다. 무슨 소리냐고요? 이 분들은 그동안 작은 공장을 운영하며 또는 공장 운영의 꿈을 가지고 준비하며 한평생 두 손을 자산으로 일해 오던 분들입니다. 그렇다보니 당장 밥벌이할 수단이 통째로 없어져 버리는 문제가 더 크기 때문이죠. 그럴 땐 본인이 아픈 것보다, 한 가정의 가장으로서 앞으로 가족의 생활을 어찌 감당해야 할지에 대해 더 괴로워하는 모습을 보게 됩니다.

그나마 회사가 커서 산재 보험으로 치료비를 지불해 주고 실업수당도 챙겨 주는 경우라면 상황이 좀 나은 편입니다. 직접 1인 기업을 운영 중이어서 딱히 억울함을 호소할 곳 없는 소사장님이나, 당장 일을 하지 못하면 자국으로 돌아가야 하는 외국인 노동자의 경우에는 사정이 참 딱하다 싶습니다. 의료진 입장에서는 최대한 손의 기능이 가능하도록 치료해 주는 것 말고 더 도울 수 있는 게 없으니 그저 안타까울 뿐이지요.

응급실 의료진들도 생업을 응급실에서 유지하고 있을 뿐이지 이런 사정은 마찬가지가 아닐까 싶습니다. 응급실에 근무 중인 한 응급구조사가 근무를 마치고 병원 식구들과 축구를 하다 넘어졌습니다. 그런데 땅을 짚고 넘어진 뒤 손에 통증이 지속되어 X-ray를 찍어 봤더니, 손목과 팔꿈치 두 군데에 골절이 확인되었습니다.

손목만 골절되었다면 짧은 부목을 대고 주위 도움 받아 가며 여차저차 일을 해 나갈 수 있을 겁니다. 하지만 팔꿈치까지 골절이 되었으니 아무리 응급실에서 그 같은 환자들을 많이 치료해봤다 한들 뭐 별 수 있겠습니까? 다른 환자분들이 그랬던 것처럼 그 친구도 팔 전체를 칭칭 감고 당분간 일을 하지 못하게 되었죠.

다행히 병원에서 배려해 휴가로 처리되긴 했지만, 응급실 의료진 입장에서는 한 명의 인력이 아쉬운 상황이라 큰 사고로 느껴질 수밖에 없었습니다. 그래도 이 정도는 평생 일을 못해서 생업에 문제가 생기는 앞의 경우와는 비교하기 힘들겠죠.

생업과는 관련이 없지만 생명과 관련이 있는 골절이 있습니다. 연세 많으신 노인 분들이 골다공증이 심해지면서 뼈가 약해져 발생하는 대퇴 경부 골절입니다. 어떻게 다치셨냐고 하면 침대에서 떨어졌다, 길에서 넘어졌다 말씀하시는 분도 있지만, 그냥 주저앉았는데 일어날 수가 없었다는 분도 계십니다. 그 정도로 노인 분들께는 쉽게, 흔하게 발생하는 골절입니다.

이 또한 문제는 뼈가 부러진 것으로 끝나지 않는다는 겁니다.

워낙 여러 질환이 동반된 분들이 많다 보니 전신마취를 견딜 수 있을지 걱정될 정도로 심폐기능이 좋지 않은 경우도 있습니다. 또 여차저차 수술을 마치고 재활 과정에 들어간다 하더라도 평소 기능처럼 회복되기 어려운 경우도 많습니다. 수술하고 나서도 그냥 누워 지내면서 여생을 보내시게 되는 안타까운 상황이 발생하는 것이죠. 또한 수술 전후 과정에서도 장기간 누워 지내기 때문에 욕창, 폐렴, 심근경색, 뇌경색, 폐색전 등의 여러 질환들이 가뜩이나 위태로운 할머니 할아버지의 생명을 위협하게 됩니다.

"어르신은 단순한 골절이 문제가 아니라 전신적인 위험한 상황이 올 수 있습니다"

보호자 분들 모두 모이시도록 한 뒤 이런 얘기를 할 때면 뭐랄까, 의사로서의 한계를 느낀다고 할까요? 무력감이 느껴질 때가 있습니다.

하지만 이런 어려운 상황에서 지금의 현실을 인정하고 그 안에서 다른 행복을 찾아가는 것, 그게 바로 강인한 사람이 만들어 갈 수 있는 이야기 아닐까요? 말로 표현하는 것보다 훨씬 어려운 이야기이지만 긴 재활 치료를 통해 행복의 길을 찾아간 분의 이야기를 다음으로 들려드리려 합니다.

[4장](#)

척추 전문 의사에게
찾아온 위기

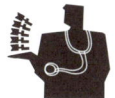

 의대생 신분으로 대학병원의 여러 과에 실습을 나갔을 때의 일입니다. 당시 정형외과 전공의였던 한 선생님이 참 인상 깊었습니다. 힘들기로는 내로라하는 정형외과 수련 중이어서 많이 피곤할 텐데도 먼저 나서서 학생들부터 챙겨 주시곤 했습니다. 덕분에 수술 방에서 궁금한 것이 생기면 이것저것 소소한 것들을 편하게 물어볼 수 있었죠.

 그런데 어느 날, 사고가 났습니다. 선생님이 식사를 마치고 돌아오던 중에 미끄러져 넘어지면서 다리 아래로 떨어졌다고 합니다. 사고 즉시 응급실로 이송되어 적극적인 치료를 받았지만 안타깝게도, 경추 골절과 척수 신경손상으로 다리는 전혀 움직이지 않고 손목만 겨우 움직이는 사지마비라는 후유증을 얻게 되었습니다.

 척수 손상에 의한 사지마비 상태, 이 상태에선 혼자 할 수 있는 일이 거의 없습니다. 얼굴과 뇌, 심폐 기능만 유지된 채 누워 지내야 한다는 것은 상상하기 힘든 고통일 겁니다. 팔다리를 쓰지 못하는 고통뿐 아니라 욕창과 폐렴의 위협 또한 이겨내야 합니다. 더 참담한 것은 화장실에서 봐야 할 생리적인 문제조차 내 의지대로 되지 않는다는 것이지요.

정형외과 의사로 한창 수술을 배우고 있었고 이제 수련이 끝나면 본격적으로 환자들의 척추 수술을 담당해야 할 전문인 당사자에게 청천벽력과 같은 사고가 벌어진 것입니다. 얼마나 황당하고 힘들었을까요. 지나던 중 병문안 삼아 그 선생님의 병실에 들어갔다가 도저히 오래 마주할 수 없어서 금방 나왔던 기억이 납니다.

이후 재활의학과 실습 중 그 선생님이 재활을 위해 힘겨운 노력을 하는 모습을 본 적이 있습니다. 잘 움직이지 않는 손으로 몸을 가누느라 땀을 뻘뻘 흘리고 있었습니다. 다행히 엄청난 노력으로 어느 정도 손의 기능이 회복되었고 곧 본격적인 재활 치료를 위해 병원을 옮긴다는 얘기도 들었습니다. 항간엔 걷지도 못하게 된 마당에 의사로서의 인생은 끝나지 않았냐 하는 얘기도 들려왔습니다.

그 뒤 소식을 몰랐는데 몇 년 전 KBS <강연 100℃>라는 프로그램에서 반가운 선생님의 얼굴을 볼 수 있었습니다. 그동안 어려운 과정을 거쳐 재활에 성공하고 나서 그 경험을 토대로 여러 번의 도전 끝에 재활의학과로 전공을 바꾸는데 성공했다고 합니다. 현재는 재활의학과 전문의로서 서울의 한 공공병원에서 활발하게 환자를 돌보고 계시더군요.

직접 척수손상을 겪고 재활 과정을 이겨 내어 다시 의사의 길로 들어섰던 경험이, 포기하고 주저앉으려는 많은 재활 과정의 환자분들께 힘을 주고 있다는 소식이었습니다. 힘들었던 사고 당시와 재활 과정의 뒷이야기를 알고 있어서일까요? 이 프로그램을 보며 더 울컥했습니다. 선생님 사례를 이 지면에 기록해도 될지 허락을 받는 과정에서 선생님과 다시 연락이 닿아 더 기쁘네요.

> ▶ KBS <강연 100℃> 김동구 – 불행의 뒷모습 편, 추락사고로 인한 척수 장애를 극복한 재활의학과 전문의

이렇게 이 지면을 통해 이 얘기 저 얘기 써 내려가다 보니, 오늘 아침 손을 다쳐 저희 병원에 오셔서 수술 일정을 잡고 입원하신 환자분이 떠오르네요. 한 가정의 가장인 아저씨께도 앞으로 강인한 사람의 스토리가 쓰여 졌으면 하는 바람이 생깁니다. 힘내세요, 아저씨!

⊙ 참고_응급실 사용 설명서 #5 **중증 외상과 화상의 일반 처치** (p.243)

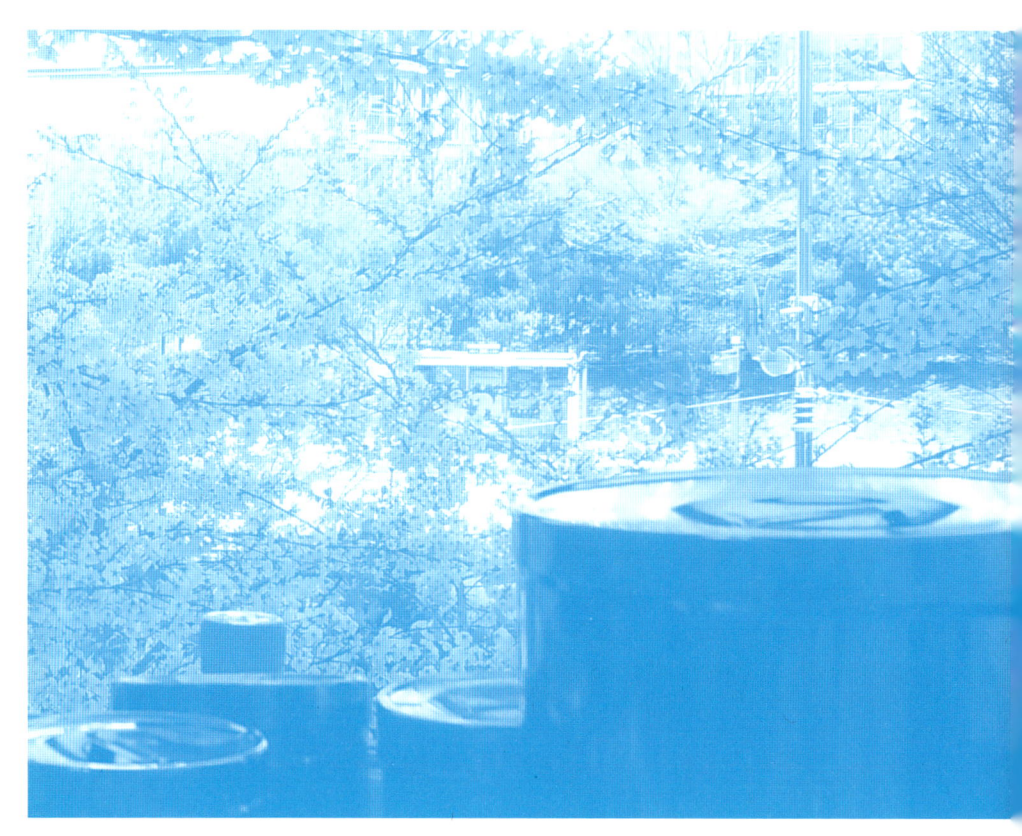

CHAPTER
07

의료사고의 위험

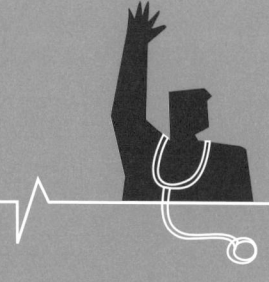

의사 최석재의 응급실 이야기

1장

의료사고의
위험지대

    이 지면에 글을 적다 보면 아무래도 전공의 시절의 이야기를 많이 쓰게 됩니다. 가장 위중한 환자를 가장 많이, 정신없이 보면서 동시에 가장 많이 배웠던 시절이기 때문일 겁니다. 대학병원에서 전원 온 교통사고 환자를 보다 예전에 저의 전공의 시절 모습이 떠올라 이 글을 씁니다.

    현재 우리나라는 적절한 의료 전달체계의 부재와 응급의료 시스템의 한계로 많은 부작용을 앓고 있습니다. 그래서 3차 병원, 대학병원 응급실엔 언제나 환자가 많지요. 이 문제에 의한 고통은 많은 분들이 익히 들어 알고 계실 겁니다.

    하지만 점점 늘어나는 환자 수에 맞지 않게 근무하는 의료 인력은 항상 모자랍니다. 의료보험공단에서 수십 년간 진료에 대한 수가를 적절하게 보상하지 않는 문제가 누적된 것이 그 이유입니다. 그러다 보니 대학병원 응급실에서 근무하다 보면 한 환자에 많은 시간을 할애해 검사 결과를 확인하고 자세하게 그 결과와 향후 계획을 설명하기 어려운 경우가 많습니다.

이 같은 상황들로 인해, 대학병원 응급실에서 이뤄지는 진료의 모습은 이렇습니다.

환자 리스트에 새로운 환자가 접수되었음을 알리는 메시지가 뜹니다. 또는 급하거나 중한 환자의 경우 실려 들어오는 상태를 보고 1,2년 차 전공의가 환자 초진을 맡습니다. 침상에 다가가 몇 가지 문진과 더불어 진찰 후 의심되는 질환들을 고려해 검사 계획을 세웁니다. 그리고 컴퓨터에 계획했던 바에 따라 오더를 입력하게 되지요. 피검사와 수액, X-ray와 필요한 경우 CT 검사까지 오더를 내고 통증 조절이나 호흡기 치료 등 필요한 응급처치를 내는 데까지, 약 10여분이 걸립니다. 그럼 그 오더를 확인한 간호사가 채혈을 하고 수액을 연결하고 검사를 진행하게 됩니다.

여기까지는 문제가 없습니다. 하지만 문제는 다음입니다. 이 과정이 진행되고 나면 결과가 나오는 한 시간에서 두 시간 가량은 보통 그 환자의 진행 경과를 확인하기 어렵습니다. 아니, 그 환자의 존재를 잊다시피 하게 됩니다. 계속 새로운 환자가 접수되고 전공의는 환자마다 같은 과정을 반복하고 있기 때문입니다. 그 사이 3,4년 차 시니어 전공의는 급성 심근경색이나 뇌출혈 등 위급한 환자의 처치를 맡는 경우가 많습니다. 급한 환자가 없어도 중환자실이 없어 대기하는 환자를 관찰하고 협진이 빨리 진행되지 않는 경우 이를 해결하기 위해 정신없이 바쁩니다.

자기가 맡은 환자의 주치의인데 아무리 바쁘고 정신없어도 그렇지 그 존재를 한두 시간 동안이나 잊어버린다는 게 말이 되나 싶으시죠?

하지만 안타깝게도 현실은 그렇습니다. 사람이 한 번에 기억할 수 있는 정보에 한계가 있을진대, 한 응급실에서 동시에 치료받고 있는 환자 수가 적게는 20명에서 많게는 50명까지 됩니다. 말 그대로 도떼기시장 같은 대학병원 응급실에서 자기가 맡은 환자 수십 명을 동시에 모두 기억하고, 중간 중간 결과를 확인하며, 몇 분마다 증상이 어떤지 확인한다는 건 불가능에 가까울 것입니다. 심한 경우 불과 한 시간 전에 진찰했던 환자의 얼굴이 생각나지 않아 이름을 부르며 응급실을 헤집고 다니기도 합니다. (맞습니다. 제가 자주 그랬습니다)

그렇다보니 앞서 설명한 진료 방법들이 어려운 가운데 나름 시스템화 된 방법이 되어버렸습니다. 수많은 환자를 동시에 진료하기 위해 처음 진찰할 때, 한 환자에 집중해서 오더를 냅니다. 결과가 나오는 한두 시간 뒤에 다시 집중해서 결과를 판독합니다. 증상 변화를 확인하여 미진한 부분이 있으면 처치나 오더를 추가하고, 모든 결론이 났으면 퇴원을 결정합니다. 만약 입원이 필요한 경우에는 해당과 전공의와 연락해 입원장을 발부하는 방식으로 응급실 진료가 진행됩니다.

응급실의 환경이 참으로 열악하고 힘들기도 하지만, 사실 더 큰 문제는 환자의 안전입니다. 주치의가 신경 쓰지 못하는 한 두 시간 동안 환자의 상태는 악화될 수 있고, 종종 주치의로부터 잊힌 환자에게 심각한 위험이 발생하기도 합니다. 그래서 부끄럽고 가슴 아픈 기억이지만 전공의 시절, 저의 기민하지 못함으로 환자의 생명을 놓쳤던 기억을 고백하려 합니다.

2장

할아버지, 죄송합니다

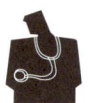

전공의로 근무하던 대학병원 응급실. 당시 한 해 9만여 명의 환자가 내원하고 있었으니 일 년간 한 전공의가 직접 진료하는 환자의 수는 어림잡아 만 오천에서 이만 명가량 되었을 겁니다. 그 많은 환자들을 보다 보면 종종 환자의 생명을 위험에 빠뜨리게 하거나 심한 경우 그 생명을 놓치는 경우가 생깁니다. 한참 시간이 지난 지금까지도 이따금씩, 아직도 뇌리에 박혀 죄송스러운 마음을 금할 길 없는 환자분들이 떠오릅니다.

외래진료가 끝나고 환자가 몰리기 시작하는 평일 저녁시간. 이미 혼잡해진 응급실에 정규 침상은 모두 차 버리고 추가 침상으로 이중삼중 새로운 줄이 만들어지는 상황이었습니다. 그때, 70대 할아버지 한 분이 복통이 심하다며 응급실로 실려 들어오셨습니다.

이미 많은 환자를 배정받은 상태였지만 카트에 실려 들어오는 환자를 무시하고 있을 순 없었습니다. 접수도 되지 않았지만 일단 먼저 다가가 초진부터 진행해보니, 심한 복통이 있었고 구토 한 번 외엔 특별히 다른 증상은 없었습니다. 환자는 전날부터 배가 아프기 시작했는데 체한 느낌이라고 하였습니다. 복부 진찰을 위해 러닝셔츠를 걷어보니 할아버지의 배가 약간 불러와 있었고 복통이 심한지 배에 힘을 주고 있었습니다. 원래 배가 이 정도 있었는지 묻자 같이 오신 부인과 따님은 할아버지 배가 원래 좀 나온 편이라며 평소에도 이 정도는 불러 있었다고 했습니다.

일단 체했거나 장염일 가능성이 있지만 구토 한 번만 가지고는 속단할 수 없었습니다. 담낭염, 충수돌기염, 복막염, 대장암 같은 수술이 필요한 복통의 원인을 감별해야 하기 때문입니다. 게다가 일흔의 노인이 이렇게 심한 복통을 호소하는 경우, 간혹 심근경색이나 대동맥박리 같은 혈관 질환인 경우도 배제할 수 없어 넓은 가능성을 열어두고 검사를 진행해야 했습니다. 먼저 수액과 진통제를 처방하고 혈액검사를 시행하도록 오더를 입력했습니다. 그리고 결과에 따라 복부 CT를 확인할지 결정하기로 했습니다. 또 혹시 모를 심근경색에 대비해 인턴 선생님에게 심전도를 먼저 찍어 달라 하였습니다.

잠시 후 인턴 선생님이 가져온 심전도는 빠른 맥박과 함께 부정맥 소견을 보이고 있었습니다. 심방세동이라는 흔한 부정맥으로 노인이나 컨디션이 좋지 않은 환자에게서 자주 보이는 부정맥입니다. 심장을 뛰게 만드는 전기 신호를 만들어내는 동심방결절이 전기신호를 제대로 만들어내지 못하면서, 그 역할을 대신하기 위해 심방 이곳저곳이 제각각 전기신호를 만들어내며 발생하는 불규칙한 부정맥입니다. 이 부정맥이 발생한 경우 부르르 떠는 심방에서 피딱지와 같은 혈전이 잘 생기게 되고, 혈관을 타고 몸 이곳저곳으로 날아가 문제를 일으킬 가능성이 높아집니다. 뇌혈관으로 가면 뇌경색, 심혈관으로 가면 심근경색, 간혹 장간막동맥으로 가게 되면 장간막경색증이 발생해 심각한 후유증을 만들기도 합니다.

일단 할아버지의 심전도가 심근경색 소견이 아니란 것을 확인한 이후 나머지 검사 결과가 나올 때까지 두 시간 동안, 솔직히 말하건대 할아버지는 제 기억에서 잊혀 있었습니다. 저는 계속 밀려들어 오는 새로운 환자의 진찰을 하고 오더를 내고를 반복하고 있었거든요. 할아버지의 경과를 자주 확인해 X-ray 결과를 확인하고 복통이 더 심해졌다면 복부 CT를 먼저 진행하기로 하는 등의 발 빠른 대처가 있었다면 정말 좋았을 겁니다. 하지만 아쉽게도 그렇게 하지 못했습니다.

두 시간이 되어갈 무렵, 저는 여러 환자의 결과를 확인하며 한 명 한 명 퇴원을 결정하거나 입원조치를 위해 해당과 전공의와 연락을 주고받고 있었습니다. 열심히 뛰고 있던 제 한쪽 손에는 그 할아버지의 결과지도 함께 들려 있었지요. 아직 검사 결과를 확인하지 못했을 때였습니다.

갑자기 응급실 한쪽이 혼잡스러워졌습니다. 할아버지가 있는 자리에 커튼이 쳐지고 3년 차 전공의 선배가 뛰어 들어갔습니다. 급히 따라 들어가 보니, 할아버지는 의식이 없어져 있었습니다. 빠르게 뛰던 심전도 파형은 어느새 아주 느려져 거의 의미 없는 전기신호를 보여주고 있었습니다. 그렇습니다. 제가 맡은 환자인 할아버지의 심장이 갑자기 멈춰버린 것이었습니다.

부랴부랴 기관삽관을 하고 심폐소생술을 시작했습니다. 이유도 모르고 이렇게 포기할 수는 없다는 생각을 하면서 가슴이 부서지도록 열심히 가슴압박을 했던 기억이 납니다. 가족들은 놀라서 말을 잇지 못하고 있었고 3년 차 선생님은 환자 가족을 진정시키면서 상황을 설명하고 있었습니다. 급히 연락을 받은 당직 교수님도 응급실로 뛰어들어와 상황을 파악하고 계셨습니다.

그 사이 확인한 혈액 검사에서는 큰 이상 소견은 보이지 않았습니다. 하지만 두 시간 전, 초진 후 진작 찍었던 복부 X-ray 결과는 심한 장폐색 소견을 보이고 있었습니다. 심방세동으로 발생할 수 있는 합병증인 장간막경색증이 발생했을 가능성이 높았습니다. 이를 빨리 파악했더라면 먼저 복부 CT를 찍고 장간막경색증을 확진해 혈전을 녹이는 주사를 사용할 수 있었을 겁니다. 하지만 아쉽게도 저는 두 시간 동안 할아버지의 존재를 잊고 있었고, X-ray 검사 결과를 확인하지 못해 그 결정을 내릴 수 없었습니다.

결국 한번 멈춘 할아버지의 심장은 다시 뛸 줄을 몰랐습니다. 심폐소생술을 지속한 지 30분이 넘어가고 거의 한 시간이 되어갈 무렵, 교수님의 설명을 들은 가족들은 심폐소생술을 그만 중지해달라고 하였고 그렇게 할아버지 이마 위로 흰 천이 씌워졌습니다.

의사로서 주치의를 맡은 환자의 생명을 놓쳤다는 생각에 저는 심한 죄책감에 빠졌습니다. 게다가 상황이 모두 끝난 뒤에 도착한 아드님은 멀쩡하게 응급실에 들어오셨던 아버지가 사망하셨다는 얘기를 전해 듣고, 교수님의 멱살을 잡곤 분노에 찬 소리를 질러댔습니다. 아드님의 분노가 저를 향한 것만 같아, 다른 환자의 결과를 확인하느라 컴퓨터 앞에 서 있으면서도 화면이 눈에 들어오지 않았습니다.

3장

할머니,
건강하게 걸어 나가 주세요

전날부터 아침까지 24시간의 진료를 마치고 퇴근 준비를 하며 생각하니, 하루 동안 본 많은 환자 중 유독 한 할머니의 위험했던 순간이 떠오릅니다.

할머니는 횡단보도를 건너다 발생한 교통사고로 대학병원 응급실에서 진료를 마치고, 입원 치료를 위해 가족들이 가까이 살고 있는 저희 병원에 전원을 오셨습니다. 환자의 전원 문의를 통해 들었던 진단은 그리 심각하지 않은 어깨 쪽과 다리 쪽 골절만 있어 응급 수술이 필요치 않다는 소견이었습니다. '환자가 도착하면 기본검사만 하고 병실에 입원해도 되겠구나.' 란 생각을 하며 전원을 받기로 했습니다.

하지만 전원 온 할머니를 처음 봤을 때, 붕대를 칭칭 동여맨 할머니 모습을 보고 저는, '진단과 달리 심상치 않은 큰 사고를 당했구나'하는 생각을 했습니다. 이마와 눈 주위에 큰 부종과 멍이 있었고 어깨는 상당히 부어올라 있었습니다. 할머니는 횡단보도를 건너기 시작한 것 까지 기억이 나고 정신을 잃었다가 깨어보니 병원이었다고 했습니다.

처음부터 진찰한다는 생각으로 머리, 가슴, 배를 시작해 이곳저곳 순서대로 진찰을 시작했습니다. 골절이 있다는 어깨 쪽을 진찰하던 중 할머니는 목이 많이 아프다는 얘기를 하였습니다. 목이 아프다면 검사에 이상이 없더라도 보통 목 고정 밴드를 착용하고 이동하게 마련인데, 아마 어깨 쪽에 골절이 있었기 때문에 목 고정 밴드를 착용하지 못한 것 같았습니다.

대학병원 응급실에서 진료를 마치고 온 상태였기 때문에 여러 CT 검사를 진행했을 것으로 생각되어 보호자께 CT를 복사해 온 CD를 달라 하였습니다. 그러자 같이 온 보호자는, 이송차량에 타지 않은 뒤 따라오는 보호자가 CD를 가져오고 있다고 했습니다. 바로 CT 결과를 확인할 순 없었지만 CT 검사에 큰 문제없다는 얘기를 들었다고 해서 일단 혈액검사와 수액부터 달고 다음으로 X-ray 검사와 입원 준비를 하기로 했습니다.

그리고 30여분 뒤, 뒤따라 온 보호자가 도착해 그제야 CT 결과를 확인할 수 있었습니다. 머리 CT와 목 CT를 차례로 살펴보던 중 뭔가 이상한 느낌이 들었습니다. 목뼈가 순서대로 보여야 할 자리에 뭔가 위치가 잘 맞지 않는 느낌이었습니다. 다시 자세히 앞뒤로 옮겨가며 확인해보니 가장 위쪽 목뼈에 골절이 있었습니다. CT에서도 잘 보이지 않는 위치에 골절이 있어 제대로 발견되지 않았던 모양이었습니다. 문제는 이 골절은 상당히 위험해 까딱 잘못하면 사지마비뿐 아니라 심폐정지까지 발생할 수 있는 골절이라는 것이었습니다.

부랴부랴 할머니께 목을 고정하는 밴드를 착용시키고 나서, 저는 등줄기에 흐르는 식은땀을 느낄 수 있었습니다. CT 검사에 이상이 없다는 얘기만 듣고 목 고정 밴드 착용 없이 입원 준비를 진행했더라면, 할머니가 언제 위험에 빠질지 몰랐을 상황이니까요. 보호자가 도착하는 30분간, 별 검사 진행 없이 할머니를 누워 계시도록 했던 게 참으로 다행이다 싶었습니다.

저는 고민에 빠졌습니다. 대학병원 전공의 선생님이 정신없이 바쁜 가운데 목 CT를 확인했다면 쉬이 놓칠 수 있는 상황이긴 했지만 그 결과가 심히 끔찍할 수 있었습니다. 당장 목은 고정했지만 자칫 잘못하면 큰 위험이 올 수 있었습니다. 문제는 이 골절의 위험성이 너무 커 2차 병원에서는 수술할 수 없다는 점이었습니다. 다시 진료했던 대학병원으로 보내자니 새로운 진단으로 인해 서로 난감해질 전공의와 보호자의 관계가 걱정되었습니다. 그렇다고 다른 병원으로 다시 이동하는 것은 검사를 두 번 받게 하는 일인 까닭에 고민이 되었습니다. 이 난감한 상황을 어떻게 보호자분들께 설명해야 할지…

해당과 주치의 선생님과 상의한 결과, 일단 중환자실에 입원해서 환자 안정을 유지한 채 차후 치료방법을 결정하기로 했습니다. 어떻게 받아들이실지 걱정되었지만 일단 보호자분들께는 솔직하게 상황을 설명하기로 했습니다. 추가로 목뼈 골절이 확인되었는데, 대학병원 응급실이 혼잡해 검사 결과를 확인하는 과정에서 뼈에 금이 간 미세 골절을 놓친 모양이라고 했습니다. 하지만 목뼈 골절의 특성상 사지마비 위험성과 사망 가능성이 있음을 설명하지 않을 수 없었습니다. 나중에 다시 대학병원으로 이동해 수술을 받아야 할 수도 있다는 점도 설명해야 했습니다.

다행히 할머니는 다음날 다시 촬영한 목 CT에서 예상보다 위험한 골절은 아닌 것으로 판단되어 수술 없이 목 고정 밴드만 유지한 채 입원 치료를 받을 수 있었습니다. 참으로 다행입니다. 여러 가지 면에서 어느 때보다 특별히 더 할머니의 쾌유를 빌게 되었습니다.

할머니, 꼭 완쾌해서 건강하게 걸어 나가 주셔야 해요!

교통사고로 크게 다쳐 대학병원 응급실에서 여러 검사를 받고 전원 온 할머니께, 심각한 골절이 발견되어 치료 방향이 크게 바뀌는 상황을 보며 예전 전공의 시절의 많은 위험했던 순간들이 생각났습니다. 아마 저도 제가 알지 못하는 순간순간, 또 다른 놓쳐버린 진단들이 있을 겁니다. 그중 일부는 다행히 큰 위험이 아니었을 수 있겠지만, 다른 일부는 할머니와 같이 생명을 위협할 수 있는 심각한 오류인 경우도 있었겠지요. 그 생각을 하니 전공의 시절 참 아팠던, 제 부주의로 인해 할아버지의 생명을 놓쳐버렸던 기억이 다시 떠올랐습니다.

아마 응급의학과 의사라면 누구나 저와 같은 가슴 아픈 기억을 하나씩 가지고 있을 겁니다. 응급실에 항상 존재하는 의료사고의 가능성은 환자의 응급함 만큼이나 그 위험도 큽니다. 순간순간 환자의 생명을 좌우하는 의료진의 판단에 가능한 한 오류가 적게 발생하도록, 아니 가능하다면 없어질 수 있도록, 우리 사회 응급실의 진료 시스템이 제대로 역할 해야 하는 이유입니다.

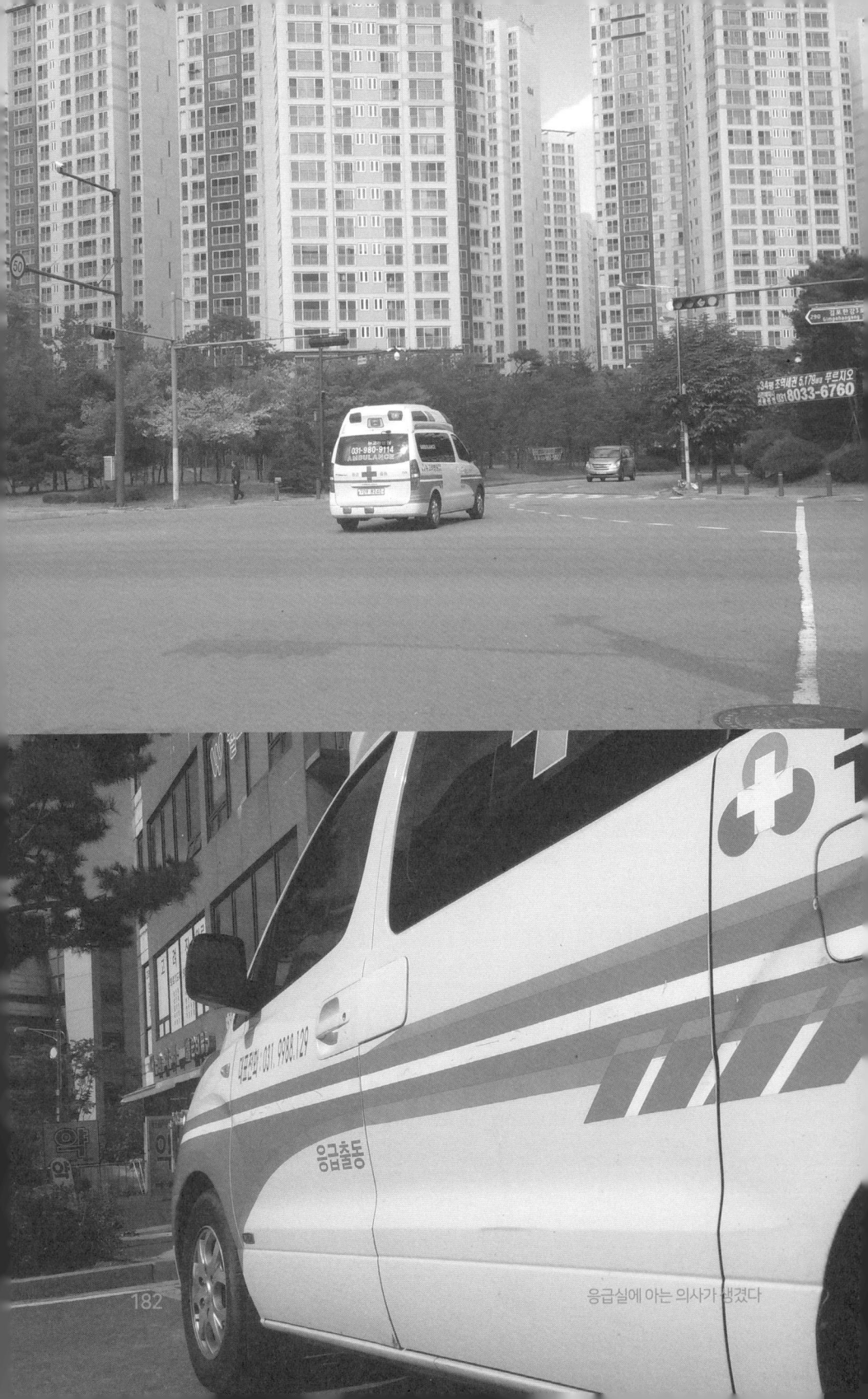

응급실에 아는 의사가 생겼다

4장

의료사고는
우리 가까이에 있다

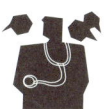

날씨가 갑자기 추워진 어느 날, 80대 할머니 한 분이 보름가량 지속된 오한과 발열로 응급실을 방문했습니다. 열은 39도, 혈압은 낮지 않았고 기침이 있었다는 것 외에 특별한 다른 증상은 없었습니다.

기록을 살펴보니 감기 증상으로 3일 전 응급실을 방문해 피검사를 했었는데, 염증 수치가 약간 증가한 것 외에 다른 검사에선 이상이 없었습니다. 당시엔 열도 없고 해서 단순 감기 추정 하에 귀가했고 이후에 열이 나고 증상도 계속되어 다시 내원했다고 했습니다.

감기 증상이 있었다고 해서 혹시 폐렴으로 악화되었나 싶어 청진을 확인했는데 왼쪽 호흡음이 조금 감소해 있는 것 외에 저명한 폐렴 소리는 들리지 않았습니다. 배와 옆구리에도 특별한 증상이 없었고 목도 부어있지 않았습니다.

수액치료와 피검사, 소변검사를 확인하기로 하고 먼저 흉부 X-ray를 확인했습니다. 왼쪽 폐에 뚜렷한 폐렴 소견은 없었지만 심장이 좀 커져 보였습니다. 심비대는 고혈압 약을 복용 중인 고령의 환자에게 흔히 보이는 소견입니다. 그러려니 하면서 마침 1년 전 본원에서 찍었던 X-ray가 있기에 한번 열어보았습니다. 헌데, 그 때엔 심비대 소견이 보이지 않았습니다!

다시 할머니께 다가가 다리를 확인했지만 특별히 부은 것도 없고 숨차단 얘기도 없었습니다. 이상한 일이라고 생각하며 심초음파 검사를 확인할 수 있는지 알아보았지만 마침 심장내과 선생님이 자리를 비워 응급 심초음파가 불가능한 상황이었습니다. 심장 초음파는 보통 영상의학과가 아닌 심장내과에서 직접 시행하기 때문입니다.

잠시 후 나온 피검사는 3일 전과 같이 염증 수치 상승 외 심근 효소 수치 등 다른 이상 소견이 보이지 않았습니다. 보호자는 될 수 있으면 전원 가기를 원치 않는다고 해서 다음날 심초음파를 확인하기로 하고 당시 가능한 복부 초음파만 확인하고 입원하기로 했습니다.

혹시나 하는 마음에 영상의학과 선생님께 특별히 심낭삼출액이 있지는 않은지 함께 확인을 부탁했습니다. 아니나 다를까 영상의학과에서 상당한 양의 심낭삼출액이 확인되었다고 급히 연락이 왔습니다. 보호자께 상황을 설명하고 입원은 취소, 급성 심낭염 추정으로 대학병원으로 급히 전원을 의뢰했습니다.

응급실을 내원하는 흔한 증상 중 하나인 발열은 진단이 쉽지 않은 경우가 많습니다. 특히 오래 지속되는 열의 원인은 참 여러 가지입니다. 처음에 할머니를 진찰하면서 폐렴, 신우신염, 복강 내 감염, 말라리아와 쯔쯔가무시 등 전염성 질환에 의한 열, 류마티즘 열, 단순 감기 등을 고려하고 진찰했지만 흉통도 없고 혈압도 정상, 심근 효소 수치도 정상인 상황에서 심낭염은 솔직히 생각하지 못하고 있었습니다.

수년 전 수련 받았던 대학병원에서 응급의학과 전공의로 하루 200여 명의 환자를 보면서 몇 번의 뼈아픈 실책을 했던 경험을 고백하고 이야기를 진행해야 할 것 같습니다.

구토와 발열로 왔던 젊은 여성 환자가 있었습니다. 갑상선 항진증 약을 먹고 있다는 얘기를 들었지만 최근 며칠간 약을 먹지 않았다는 얘기는 확인하지 못했습니다. 초기처치 후 두 시간 동안 수액치료와 피검사 결과를 기다리고 있다가 갑자기 심정지가 발생했습니다. 다행히 응급처치로 심장 기능은 돌려놓을 수 있었습니다. 알고 보니 약을 복용하지 않아 발생한 갑상샘 중독 발작이었고 환자를 잃을 뻔했던 뼈아픈 경험으로 기억에 남았습니다.

이번 급성 심낭염 환자도 가슴사진을 확인하면서 과거 사진과 비교하지 않았거나 보호자가 전원을 원치 않는다는 핑계로 심초음파는 내일 확인하자 하고 입원 진행시켰다면 어떻게 되었을까요? 생각만 해도 아찔한 결과가 벌어졌을 것입니다.

이런 아픈 경험에 비춰 후배 전공의들에게 항상 하던 이야기가 있습니다. 환자 한 명을 퇴원 결정하기 전에 이 환자가 얼마만큼의 위험성을 갖고 퇴원하는 건지 한 번 더 생각해 보라고. 의료사고 위험성이 1% 라고만 해도 하루 200명 환자를 보면 그중 두 명은 사고가 날 수 있다는 것이니 아찔하지 않겠는가 라고.

최근 들어 정부차원에서 원격의료를 진행하기 위해 법을 손질 중에 있다고 들었습니다. 눈앞에서 직접 보고, 만져보고, 눌러보고, 들어보는데도 이렇게 어렵고 위험한 게 아픈 사람 생명에 다가서는 일인데 이걸 원격으로 한다니요.

가슴에 손을 얹고, 진지하게, 자신의 양심에 되물어보라고 얘기하고 싶습니다. 정말 국민의 생명과 안전을 위해서 진행하는 것, 맞습니까?

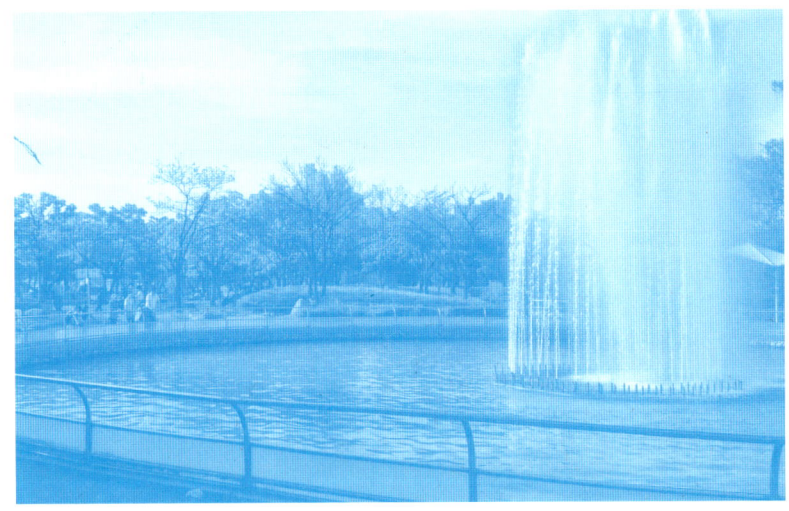

CHAPTER

08

우리 모두에게 건강할 권리가 있다

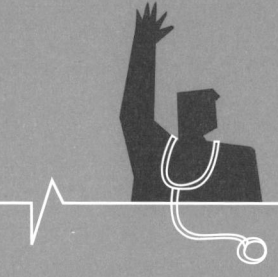

의 사 최 석 재 의   응 급 실 이 야 기

1장

뉴스펀딩 후원자님과 만남, 그리고 세 가지 기적

　다음 뉴스펀딩 응급실이야기를 마치고 그동안 응급실이야기를 응원하고 후원해주셨던 분들과 만남의 자리를 마련했습니다. 모아진 후원금은 노숙인의 벗, 소외된 이웃을 위한 무료진료소 요셉의원에 전달하기로 했고요. 요셉의원 자원 봉사자 분들이 마련해주시는 저녁식사를 하고 진료를 마친 뒤 봉사자 분들과 함께 근처 빵집에서 얘기를 나눴습니다.

　어색한 분위기면 어쩌나 걱정했지만, 마음이 너무도 푸근한, 배려가 많은 분들과 대화를 나누게 되어 더없이 즐거운 시간이었습니다. 이야기를 듣다 보니 한 후원자님이 작년에 큰 사고를 겪으면서 놀라운 기적을 경험하셨다고 하여 그 이야기를 지면에 옮기려 합니다.

　요셉의원은 4층의 작은 건물에 여러 진료 공간을 마련하다보니 엘리베이터가 없고 계단이 좁습니다. 그래서 다리가 불편한 분은 오르내리기가 힘듭니다. 후원자님 또한 한쪽 다리가 불편해 계단을 오르내리는데 약간 불안해보였습니다

사회 관심 속에 성장해 온 요셉의원
Growth in Social Awareness of The Work of Joseph Clinic

다. 알고 보니 작년 초, 교통사고로 다리를 크게 다쳤었다고 하는군요.

어느 날, 마을버스에서 내리던 중 후원자님이 미처 다 내리기 전에 마을버스가 출발하면서 아스팔트 바닥에 넘어졌다고 합니다. 이를 보지 못한 버스 기사님은 그대로 차량을 출발시켰고, 끔찍하게도 버스 뒷바퀴에 눌리는 자신의 오른쪽 다리를 직접 보고 있어야 했습니다. 엄청난 고통에 비명을 질렀고 이를 듣고 놀란 기사님은 다시 차량을 후진, 다리가 두 번에 걸쳐 완전히 짓눌려 엉망이 된 상태로 병원에 실려 갔습니다.

처음 환자의 상태를 목격한 응급실 의료진은 앞으로 평생 걷지 못하게 될 것 같다는 예상을 했다고 하는군요. 그 와중에 더 큰 과실로 이어질까 두려웠던 기사님은 처음에는 후진을 해서 환자를 두 번 다치게 했다는 사실을 숨겼습니다. 하지만 계속되는 추궁에 후진을 했음을 고백했다고 합니다. 후진으로 다치게 한 경우는 더 중한 처벌이 가해질 수 있다고 하네요. 후원자님과 가족들은 여기서 첫 번째 기적과 같은 결정을 했습니다. 기사님에 대해 용서하기로 마음먹고 형사 처분을 원치 않는다고 한 것입니다.

이후 4개월간 입원치료를 하면서 여러 번 수술을 받아가며 치료를 이어갔고 이후 1년간 긴 재활치료 기간을 거쳤습니다. 한쪽 다리를 절게 되었고 다리엔 심한 흉터가 남았지만, 걸어 다닐 수 있게 된 것만 해도 다행이라고 생각한다고 합니다. 치료 과정을 지켜본 의료진들도 하나같이 기적과 같은 상태로 나았다고 기뻐했다고 하는데요, 이것이 두 번째 기적이 되겠군요.

이렇게 고생을 했는데 힘들지 않았다고 하면 거짓일겁니다. 다시 걸을 수 있게 되었음에 감사하며 출근을 위해 탄 마을버스. 그 동안 버스 기사님을 다 용서했다고 생각하고 얼굴도 기억나지 않아 마음까지 다 치유되었다고 생각했었습니다. 그러던 어느 날, 마을버스에 타고 보니 자신을 다치게 했던 기사님이 운전대를 잡고 있었다고 합니다. 기사님은 후원자님을 알아보지 못한 듯 했지만요.

버스에 타고부터 등에 식은땀이 줄줄 흐르고 다리가 후들후들 떨려 제대로 서 있을 수 없었다고 하네요. 형사 처분을 취소했으니 다시 버스를 운행하고 계실 줄은 알았지만, 기억나지 않던 기사님 얼굴이 이렇게 직접 만나고 보니 한 눈에 알아볼 수 있더랍니다. 지금은 외상 후 스트레스 상황이 다 치유가 되어서인지 그 기사님을 만나도 견디기 어려울 정도로 힘들진 않다고 합니다. 참으로 다행입니다.

한 초등학교에서 방과 후 교육을 맡고 계시다는 후원자님. 그 하시는 일 만큼이나 마음도 참 따뜻했습니다. 요셉의원은 초대 선우경식 원장님 때부터 알고 있었지만 후원이나 봉사를 할 기회를 찾지 못하고 있었다고 하는데요. 이번에 뉴스펀딩 후원자로서 요셉의원에 방문할 기회가 생겨 감사한 마음으로 큰 결심을 하고 오셨다고 합니다. 부군이 올해 새로 사업을 시작하셨는데 그 사업에서 나온 소중한 첫 수입의 일부를 요셉의원 후원금으로 준비해 온 것입니다. 사업에 투자된 금액도 상당할 것이고 아직 정상화까지 돈도 많이 모자랄 텐데 그런 중요한 때에 이렇게 큰돈을 더 소중한 곳에 쓰겠다고 결정하신 후원자님. 왠지 이런 세 번째 기적과 같은 마음은 꼭 여러분과 공유를 해야겠다 싶어 익명을 통해 공개하기로 허락을 받아 공유합니다.

후원을 할 수 있는 시기까지 기다린 것이 후회된다고, 때가 정해진 것이 아니라 어느 때건 지금이 그 때임을 이제야 알았다며 겸손을 보이시는 후원자님. 참 아름다운 분입니다. 이런 이벤트를 허락하신 부군의 사업도 대성하길 빕니다. 나눔의 기쁨, 남을 위한 행위이기도 하지만 사실 나에게 더 큰 행복이 되는 것 같습니다. 내가 행복하게 세상을 잘 살고 있다는 자신감이 되는 것이죠.

후원자님으로부터 더 큰 가르침을 얻은 것 같네요. 기쁜 날입니다.

2장

봉사자로 만난
식품영양학과 교수님과 대화

　요셉의원에서는 의료인이 아닌 남성 봉사자를 만나기가 어렵습니다. 남성 봉사자들은 1층에서 출입구를 맡고 계시거나 예비 신부님인 경우가 대부분이고, 일반 봉사자의 대부분은 여성입니다.

　어제 저녁 진료 때 간호사실에 건장한 남성 한 분이 환자의 혈압과 체중 재는 것을 보고 왠지 어색해 제대로 인사를 드리지 못했습니다. 오늘 낮 진료를 위해 요셉의원에 도착하니 그 분이 같은 자리에 앉아 계셨습니다.

　환자가 잠시 끊긴 틈을 타 인사를 나누었습니다. 알고 보니 식품영양학과 교수님이신데 방학을 맞아 일반 봉사자로 요셉의원에서 활동 중이라고 하셨습니다. 마침 고혈압 당뇨 치료에 간과되는 부분인 식이요법에 대해 여러 가지로 고민 중이었던 터라 조언을 듣고자 말씀 나누길 청하였습니다.

　교수님 또한 질병의 예방차원에서 일상생활에서 먹는 음식의 치료적 기능을 고민하고 계셨다고 합니다. 농작물 생산부터 식탁에 오르는 음식의 조리 방법까지 바른 먹거리를 추구하는 과정을 그대로 살린다면, 고혈압 당뇨 등 성인병 예방과 치료에 한 축이 될 수 있을 텐데 하고 말입니다. 지금까지는 식품영양학이 그 과정에 참여하지 못하고 있는 상황이라고 하네요.

여러분은 인지하고 계신지 모르겠지만 의외로 의사는 영양학 부분에 대해 아는 바가 적습니다. 간호대학엔 간호영양학 이란 수업이 있다고 하는데 저희는 따로 커리큘럼을 통해 배운 기억은 없습니다. 고혈압 당뇨를 처음 진단 받게 되면 약물치료 이전에, 또는 약물치료에 병행하여 식이요법 교육이 필요합니다. 이에 대해 따로 전문가의 도움을 받아야 하는 이유입니다. 의사가 환자 한 명 한 명 일일이 식단을 짜 주는 역할까지는 하지 못하는 문제가 있기도 하고요.

돌이켜 생각하니 저도 식품영양학의 도움을 받은 적이 있군요. 아내가 둘째를 임신했을 때 경도의 임신성 당뇨를 진단받았습니다. 임신성 당뇨의 어려운 점은 태아 보호를 위해 약물치료가 불가능해 식이요법에 실패하는 경우 바로 인슐린 치료가 필요하다는데 있습니다.

아내도 간호사인지라 그 위험성을 나름 심각하게 인지했나 봅니다. 한 끼 한 끼 정해진 칼로리와 먹어야 할 과일 채소 종류를 정확하게 지켜내어 다행히 인슐린 치료 없이 건강한 둘째 아이를 출산할 수 있었습니다.

하지만 사람이 참 간사하죠? 임신성 당뇨를 겪은 경우, 이후 실제 2형 당뇨가 올 가능성이 높아 식이요법을 계속 유지해야 합니다. 하지만 그게 쉽지 않더군요. 당장 하루 네 번 체크하던 혈당관리도 없고 아이 때문에 반드시 혈당을 잡아야 한다는 위기감도 없으니 철저한 식이 관리가 되지 않았습니다.

이런 현실적인 어려움 때문에 건강한 먹거리에 대한 사회 전반적인 인식 변화가 필요한 것 같습니다. 교수님은 이 부분에 대해 몇 가지 방안을 구상중이라고 합니다. 먼저 미리 짜 놓은 식단에 맞춰 건강식 반찬을 배달하는 방안과, 두 번째로 미리 교육받은 영양사가 가정에 방문해 2-3일가량 함께 장보고 음식을 만들며 그 가정의 식단 구성을 바꿔나가는 방안입니다. 물론 비용 부분의 현실성은 다시 고려해봐야 할 겁니다.

요즘 제가 관심 갖고 배우고 있는 태초먹거리 운동에서도 같은 고민이 보입니다. 지금의 우리 식탁에 오르는 먹거리는 여러 면에서 건강과 점차 멀어지고 있습니다. 밖에서 사 먹는 음식은 상품성을 위해 짜고 맵고 달게 자극적인 맛으로 덮여있고, 그 원료는 원가절감과 부패방지를 위해 여러 가지 해로운 물질로 가공이 되는 상황입니다. 집에서 음식을 해 먹더라도 농산물과 축산물 등 재료의 안정성에 확신을 가지기 어렵고 무농약 유기농 재료는 비싸거나 구하기 힘들어 쉽게 접근하기 어렵습니다.

소비자의 인식이 바뀌지 않는다면 돈 되지 않는 건강한 먹거리 생산은 쉽지 않을 겁니다. 현명한 소비자가 늘어나면 생산 과정에 대한 감시 능력이 강화되고, 관련된 수요가 늘어나면서 이에 따라 건강한 먹거리 생산이 탄력을 받게 되는 선순환이 이뤄지지 않을까 생각합니다.

앞으로 교수님과 대화가 필요한 상황이 자주 올 것 같습니다. 함께 프로젝트를 구상하게 될 지도 모르죠. 짧은 만남과 대화였지만 의미 있는 연결을 이어 가고자 연락처를 교환하고 인사드렸습니다. 오늘도 봉사활동을 갔다가 오히려 많이 배워 온 하루입니다.

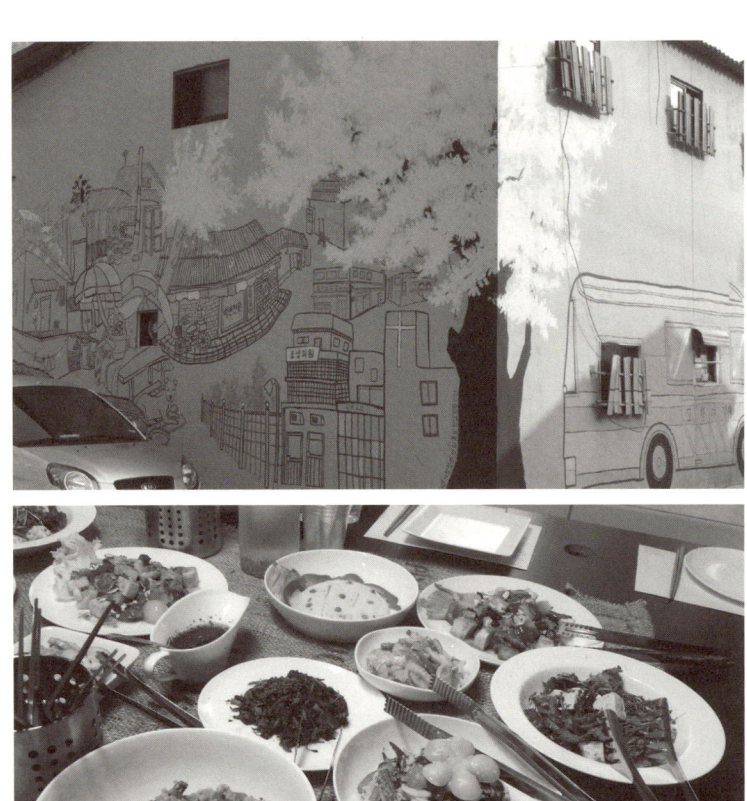

3장

봉사는
제게 운명의 길이었습니다

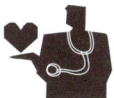

요셉의원에서 진료하면서 꼭 한번 만나 뵙고 얘기 나누고 싶은 분이 있었습니다. 신경외과 고영초 교수님입니다. 요셉의원을 촬영한 방송 영상을 보면서, 환자를 편안하게 해주는 인자한 웃음이 참 인상 깊었습니다.

소개를 먼저 드리자면 고영초 교수님은 현재 건국대병원 신경외과 교수로 재직 중이십니다. 의사가 된 이래 38년간, 의사로서의 인생 전체를 봉사진료와 함께했다고 해도 과언이 아닙니다. 이 같은 활동을 인정받아 2012년 제2기 국민추천 포상 수상과 2014년 제11회 장기려 의도상을 수상하신 바 있습니다.

수요일에 봉사진료를 하고 계셔서 평소 월요일에 주로 봉사진료를 진행하는 저와는 직접 마주칠 기회가 없었는데, 어제 우연히 만나 뵙고 진료 후 잠시 인터뷰 형식으로 시간을 내주십사 요청 드렸습니다. 물론 흔쾌히 허락하셨고요. 이 기회를 빌어 어떻게 봉사진료를 시작하게 되셨는지, 어려운 점은 없었는지 여쭈었습니다.

Q. 봉사진료를 시작하시게 된 계기는 어떻게 되나요?

A. 봉사를 시작하게 된 계기를 말하자면 어렸을 적 비밀 얘기부터 시작해야 하는데, 비밀을 오늘 공개하게 생겼네요. 1960년 4월 19일, 제가 초등학생 때에요. 그때 가족들이 청량리 쪽에 살고 있었는데 하굣길에 대학생들 데모대 틈에 휩쓸려 버렸어요. 데모하는 모습 구경하면서 따라갔었던 거지요. 그렇게 따라가다 용산까지 가게 된 거예요. 그리고 그날 오후 5시, 계엄령이 선포되었어요.

집에 갈 방법을 모르니 삼각지 근방에서 울고 있었어요. 그때 한 서울대 의대 4학년 학생이 저를 데려다 하숙집에서 하루 재워줬어요. 그날 여러 사람이 죽고 다쳤기 때문에 아이가 집에 돌아오지 않으니 집안 어르신들이 난리통에 죽었다고 생각하셨던 모양이에요. 다음날 집에 돌아가 보니 죽었던 아이가 살아 돌아왔다며 반기시던 모습이 생각나요. 그때 처음으로 의사란 이런 사람이구나 생각했던 것 같아요.

어렸을 때 꿈은 신부님이 되는 것이었어요. 가족이 모두 천주교 신자라 아버님은 세 아들 중 하나를 신부님으로 키우는 게 어떠냐는 신부님의 제안을 들고 저를 신부님으로 키워야겠다고 생각했다고 해요. 당시 저도 인자한 신부님의 모습이 좋아 신부님이 되겠다고 했고요. 1965년 중학교를 신학교로 입학했고 4년간 다녔어요. 당시에 신학교는 일반학교와 학제가 달랐어요. 예를 들면 수학은 주 2시간만 배우고 영어, 라틴어, 체육 등을 각각 주 10시간씩 배우는 식으로 달랐어요. 아마 일찍부터 신부님이 될 준비를 시키자는 거였겠죠.

1969년 고등학교 2학년 나이 때, 처음으로 대학교 예비고사가 치러졌는데 신학교에 있던 고3 선배들이 예비고사에서 여럿 떨어지는 거예요. 당시엔 예비고사에서 합격을 해야 대학교 시험을 칠 수 있었거든요. 그래서 '아, 신학교 수업에 문제가 있구나, 일반학교에서 공부를 해봐야겠다.' 생각을 하고 고3 한 해 동안은 근처 새로 개교한 신일고등학교에서 편입해서 공부하게 되었어요. 그 1년간 성적이 올라서 서울대 의대를 갈 수 있었는데, 저도 그렇고 주위에서도 기적이라고 많이 했죠. 의대를 오게 된 게 하느님의 뜻이 아닌가.

본과 1학년 때인 1973년, 봉사 동아리인 가톨릭 학생회에서 처음 봉사활동을 시작했어요. 당시에는 청계천에서 살던 분들이 개발 붐으로 쫓겨나 수색, 오류동 등 각지로 흩어져 지내셨는데, 그중 성남에서 일요일마다 봉사활동을 했었어요. 2학년 때 동아리 회장을 맡게 되었고 봉사 진료를 할 공간을 찾고 있었어요. 그때 난곡동에서 도시빈민운동을 하시던 사라아줌마 김혜경 씨 도움으로 그녀의 집에서 진료를 시작하게 되었어요.

의대를 졸업하고 의사가 되고 부턴 금천구 시흥동에 있는 전진상의원에서 봉사진료를 시작했어요. 지금까지 계속해 왔으니 벌써 38년이 되었죠. 당시에 한림대 강남성심병원에서 진료하던 분들이 전진상의원에서 봉사를 많이 했어요. (전진상의원은 1975년 고 김수환 추기경님의 요청과 국제 가톨릭 형제회의 주관으로 설립된 무료 진료소입니다.)

Q. 그럼 요셉의원과 인연은 어떻게 시작되었나요?

A. 처음 요셉의원 시작할 때부터 같이 시작했으니 여기서 진료봉사 한지

도 벌써 28년이 되었네요. 전진상의원에서 진료 볼 선생님을 찾다가 요셉의원과 연락이 닿았어요. 당시 요셉의원은 신림시장 안에 있는 허름한 건물 2층이었는데 진료실에도 시장 특유의 냄새가 많이 났어요. 그런 공간에서 어려운 분들을 돌보는 모습, 또 선우경식 원장님이 워낙 호남형 인물이잖아요? 그래서 병원 식당에서 같이 대화하면서 많이 감동했죠. 그러면서 인연이 시작된 것 같아요.

전진상의원과 요셉의원 말고 외국인 무료 진료소로 라파엘 클리닉이란 데가 있는데 여기서도 18년간 봉사진료를 하고 있어요. 1997년 김수환 추기경님이 본인의 주교관을 내어주어서 거기서 서울대 가톨릭 교수회와 학생회가 외국인 노동자들을 치료하던 것이 지금의 라파엘 클리닉이 되었어요. 전진상의원과 요셉의원 시작에도 김수환 추기경님이 깊이 관여하셨고요. 그때 김수환 추기경님은 매년 후원자님들을 초대해 의료진과 함께 파티도 하고 윷놀이도 하면서 봉사자들을 하나로 묶어주는 역할을 했었어요.

(이제까지 요셉의원이 고 선우경식 원장님 한 명의 희생으로 만들어진 것으로 알고 있었던 저는 깜짝 놀랐습니다. 전진상의원과 라파엘 클리닉, 요셉의원이 모두 고 김수환 추기경님과 가톨릭 서울대교구의 힘으로 시작되었다는 얘기를 처음 들었거든요. 현재 운영되고 있는 무료진료소의 모범적인 세 사례가 모두 한 명의 종교지도자로부터 시작되었다는 사실, 그 한 명이 사회의 변화에 얼마나 큰 역할을 하는지 생각해보게 되는 순간이었습니다.)

선우경식 원장님이 돌아가신 게 2008년이죠? 그때 요셉의원 20주년 행사에 항암제 치료받느라 머리가 다 빠진 상태로 참석하셨던 게 생각나네요. 사실 위암을 진단한 것도 나였어요. 2008년 5월, 일요일이었던 걸로 기억하는데 선우경식 원장이 미사에 참석했다 나오는 길이었대요. 차에 시동을 거는데 손이 말을 안 듣고 말이 안 나오더라는 거야. 같이 있던 어머님이 요셉의원에 전화를 했고 요셉의원에서 나한테 연락이 왔어요. 그날 난 테니스 대회에 참가했다가 예선에서 떨어져서 집에 일찍 돌아와 쉬고 있었는데, 지금 생각하면 그게 오히려 다행이었던 일이죠.

연락받고 바로 병원에 뇌혈관 시술 팀을 불러 모아서 혈관을 뚫어주는 시술을 했어요. 뇌경색 초기라서 시술은 잘 되었는데 다음날부터 헤모글로빈 수치가 낮아지는 거예요. 뇌경색 치료를 위해 피를 묽게 만드는 약을 쓰는 상황이라 위궤양 같은 문제가 생겼겠구나 하고 바로 다음날 내시경을 했는데, 거기서 위암이 발견되었던 거죠. 그렇게 아까운 사람이 갔어요. 환자들 몸만 챙기다가 제 몸은 못 챙겼던 게지.

남 얘기가 아닌 게 나도 4년 전에 대장암 수술을 받았어요. 처음으로 했던 대장내시경에서 대장암종이 여럿 발견돼서 대장을 18cm 정도 잘라내는 수술을 받았는데, 의사들이 다 그래요. 자기 몸은 망가지는 줄을 몰라. 허허허

Q. 지금은 몸은 좀 괜찮으세요? 요즘 교수님은 어떻게 지내고 계시나요?

A. 지금은 10년 전부터 건국대병원에서 의대 학장도 맡고 하면서 의료봉사, 사회의학 분야에 대해 강의를 하고 있어요. 의사로서 행복하게 살아가는 길은 무엇일까 학생들과 함께 고민 하면서 말이죠. 재미있어요.

Q. 봉사진료를 그토록 오래 진행하시면서 어려운 점이 있었을 것 같은데요?

A. 가장 어려운 점은 가족들의 희생이었던 것 같아요. 전에는 주중 주말 할 거 없이 일과시간 끝나면 봉사진료가 이어졌어요. 그러니 가족들 희생이 없었으면 지금처럼 오래 봉사진료를 못했죠. 지금은 주말 하루와 수요일만 봉사진료에 참여하고 있으니까 좀 괜찮아요.

다른 건, 무료 진료소에서 진료하고 진단은 되었는데 비용 문제나 시설 문제로 치료를 다 마치지 못할 때. 예를 들면 뇌졸중이나 뇌종양이 확인되었을 때, 치료 가능한 병원에 연계가 되면 다행인데 그렇게 못할 때도 있거든요. 전에는 근무하는 병원에 모셔가서 치료해드리기도 했는데, 그럴 때가 어려울 때 같아요.

Q. 마지막으로 봉사에 관심 있는 사람들, 후배 의사들에게 하고 싶은 이야기가 있으신가요?

A. 제가 하고 싶은 이야기는 이거예요. 내가 가지고 있는 지식, 경험, 재물을 다른 사람과 나눈다는 것은, 그것을 잃는 게 아니라 오히려 더 얻어가는 것이란 거. 매슬로우의 5단계 욕구가 있다고 하는데 가장 높은 자아실현의 욕구를 채워주는 게 아닌가 생각이 들어요.

요셉의원에서 활동하는 선생님들은 대부분 오랫동안 봉사진료를 이어오신 분들입니다. 그렇다 보니 그 활동 안에는 많은 역사가 깃들어 있습니다. 특히 고영초 교수님의 역사에는 우리나라의 근현대사가 온전히 녹아있는 모습이었습니다. 요셉의원 봉사진료 5년을 하면서도 그 속의 역사는 몰랐던 제가 부끄러운 느낌도 들었고요. 요즘의 역사 왜곡에 대한 논쟁도 생각나는 그런 인터뷰였습니다.

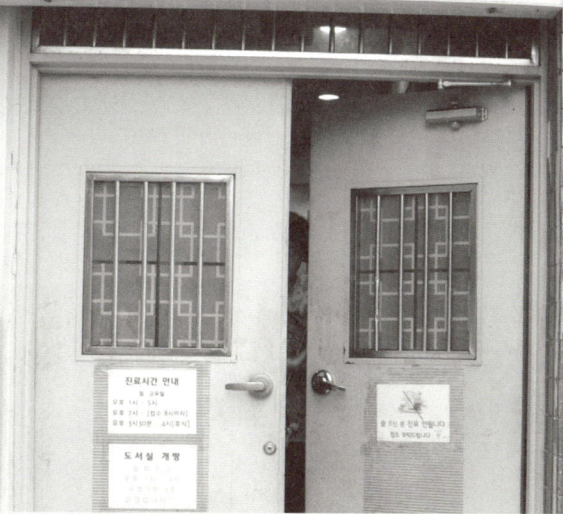

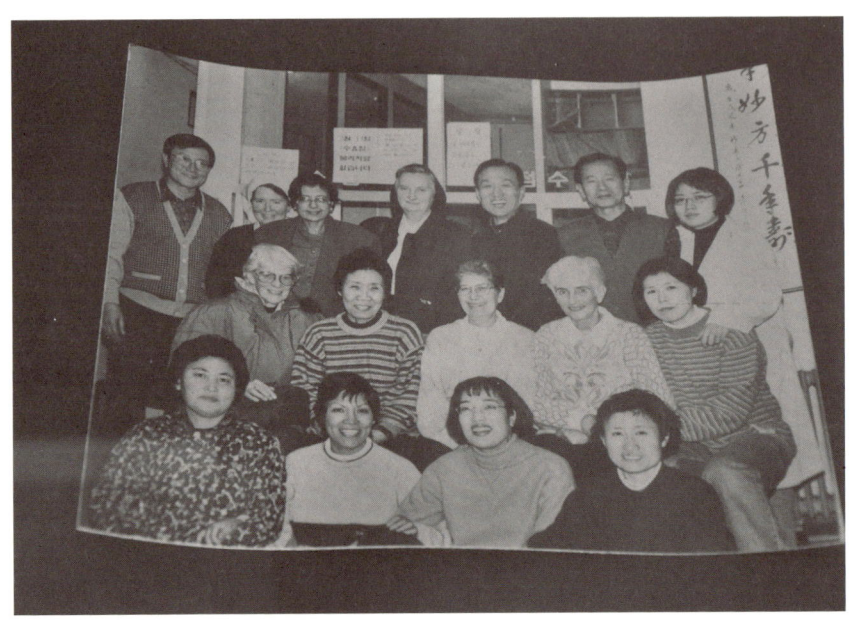

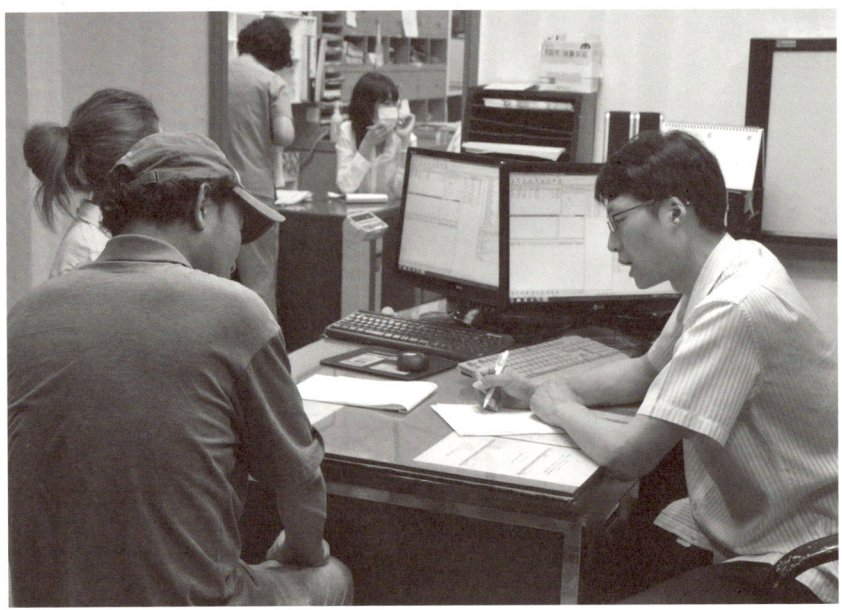

4장

왜 인슐린을
안 맞는다고 하셨어요?

밖으로 나가 주위를 둘러보면 수많은 건물들이 보입니다. 그 앞에 촘촘히 박혀있는 간판을 보다 보면 병원 간판들이 여럿 보이죠. 참 병원들 많다 싶습니다. 하지만 요셉의원에서 진료를 하다 보면, '주위에 이렇게 병원이 많은데 아직도 혜택을 받지 못하는 분들이 많구나' 하는 생각을 하게 됩니다.

월요일 낮 시간, 갑자기 추워진 날씨에 감기환자도 많고 게다가 한 주를 시작하는 날이라 요셉의원의 2층 대기실에 사람들이 북적입니다. 여느 때처럼 감기 환자, 고혈압 당뇨 환자분들의 진료를 마치고 나니 특별히 마음 쓰이는 한 분의 얘기가 있어 기록으로 남깁니다.

멀끔하게 머리를 빗어 넘긴 40대 후반 아저씨 한 분이 진료실로 들어오셨습니다. 당뇨약을 지으러 왔다고 하는데 진료 전 체크한 BST(blood sugar test, 혈당 수치)가 300이 가까울 정도로 높게 확인되었습니다.

"약은 잘 드셨나요? 며칠 못 드신 건 아니죠?"

환자분은 약은 잘 먹고 있었다며 사람 좋게 웃으십니다. 차트를 다시 확인하니 이전에 내원 때마다 쟀던 혈당 수치도 대부분 200은 넘고 300을 넘는 경우도 있었습니다.

"환자분, 안 되겠는데요? 약을 좀 더 올려야 할 것 같아요."

저는 처방전을 확인했습니다. 에구, 이미 당뇨 약은 최대 용량으로 받고 계신 상태입니다. 당뇨약만 하루 6알을 복용 중인 상태. 이 정도면 주사로 인슐린을 사용하는 게 낫다 싶습니다. 다시 기록을 확인하니 몇 개월 전, 인슐린 치료를 권유했으나 환자가 극구 거부했다는 다른 선생님의 진료 기록이 남아있었습니다.

당뇨 환자의 인슐린 주사 사용, 꽤 귀찮은 일입니다. 하루 한 번만 사용하는 경우도 있지만 보통 안정적인 조절을 위해 속효성 인슐린과 중간형 인슐린 두 가지를 하루 두 번 배와 팔다리에 돌아가며 맞게 됩니다. 게다가 냉장 보관도 해야 하고 말이죠. 인슐린 관리도 문제지만 주사는 주사인지라 통증이 싫어서, 주사가 무서워서 거부하는 분도 계십니다.

이전에 어떤 분은 그 비싼 인슐린을 받아만 놓고 하나도 안 맞고 버려오다 걸려서, 진료 중에 크게 혼을 낸 적이 있습니다. 아무리 인슐린 용량을 올려도 도대체 당이 조절되지 않아 이상하다 싶어 심문하듯 캐묻다 보니, 주사가 무서워서 맞지 못하고 모두 버렸다는 진술이 나왔던 것이죠. 무료 진료소에서 무료로 약과 인슐린을 처방하다 보니 생기는 문제점 중 하나입니다.

어쨌든 다시 현장으로 돌아오겠습니다. '환자분은 왜 인슐린을 맞지 않겠다고 거부하시는 건가, 설득으로 되는 문제면 좀 설득해봐야겠다.' 하고 맘먹고 물어봤습니다.

"왜 인슐린을 안 맞는다고 하셨어요?"

아저씨의 옛날 얘기와 함께 돌아온 대답은 잠시 제 말문을 막히게 했습니다.

아저씨는 한때 식당 지배인으로 일하면서 당뇨를 잘 조절하며 지내고 있었습니다. 그러다 화장실에서 잘못 넘어지면서 어깨를 다쳤는데 이후 식당 지배인 일을 할 수 없게 되었습니다. 일을 할 수 없게 되면서 의료수급자로 등록하였지만 꽃동네에 들어가 생활하면서 수급자가 풀려 지역 가입자가 되었습니다. 노동능력이 없던 아저씨는 1년간 의료보험비를 체납, 결국 보험 자격을 상실하게 되었습니다.

이후 일도 못하고 병원 치료도 받지 못하게 되면서 술에 빠져 오랜 기간을 지내다 어렵게 요셉의원으로 손길을 내밀었습니다. 하지만 요셉의원에서 당뇨를 치료받는 동안에도 술에서 벗어나지 못했습니다. 한번은 술에 의한 무서운 합병증인 알콜성 케톤산증이 와서 대학병원 응급실로 실려 가는 일도 있었습니다.

지금은 술을 줄이고 임시직이지만 다시 식당에서 일을 하면서 어느 정도 안정을 되찾은 상태였습니다. 멋쑥한 모습으로 요셉의원에 정기적으로 약을 타러 나오는, 어렵게 술의 굴레에서 탈출한 멋쟁이 환자 중 한 분이 되었습니다.

하지만 인슐린 치료를 권유받고, 당시 일하던 식당 냉장고에서 인슐린을 꺼내어 배에 맞고 있을 때, 그 모습을 본 사장님은 아저씨에게 일을 주지 않았습니다. 중한 당뇨환자를 데리고 일을 하는 것은 시한폭탄을 안고 있는 것과 같다는 것이 이유였습니다. 그 식당에서 그렇게 허무하게 잘린 이후로 아저씨는 인슐린 치료는 절대로 받지 않겠다고 다짐했습니다.

얘기를 들으면서 뭔가 울컥한 것이 올라오는 느낌이 들었습니다. 제일 먼저 아저씨의 억울한 상황이 울컥했고, 두 번째로 임시직 직원을 고용해 식당을 운영하고 계신 사장님의 입장도 이해가 되는 부분이 있어 더 울컥했습니다. 물론 당뇨로 고생 중인 아저씨만큼 고생하고 있진 않겠지만, 작은 식당을 운영 중인 입장도 어렵긴 매한가지겠지요. 일하는 사람이 쓰러져 병원 신세를 지게 되면 식당이 휘청거릴 만큼의 피해가 뻔히 예상되는 상황입니다. 그런 상황에서 아픈 직원을 내쫓았다고 무작정 매정한 사장님이라며 욕할 수 있을까요? 우리가 그럴 자격이 있나요?

불경기가 장기화되고 사회가 각박해지면, 서로 돕고 살기에도 힘겨운 어려운 사람들 사이도 점점 멀어집니다. 누가 가해자이고 누가 피해자인지 애매해집니다. 도대체 알 수가 없습니다.

◯ 참고_ 응급실 사용 설명서 #9 **만성질환 관련 응급** (p.262)

5장

당장 먹고 살 길이
막막하니

　의학의 발전이 거듭되면서 병과 사람의 관계는 점차 달라집니다. 감염질환이나 외상에 대한 두려움은 줄어들고 평균 연령은 늘어남에 따라 암과 여러 성인병을 포함한 만성 대사질환에 대한 공포는 늘어갑니다.

　특히 사망 원인의 30% 이상이 각종 암인 이 시대에 암의 공포는 그 어떤 공포보다 큰 것이겠지요. 비단 이 공포는 생활에 여유가 있는 자와 없는 자에 별반 다르지 않을 것입니다. 하지만 당장 먹고 살 길이 더 막막한 어떤 분들께는, 그 막막함이 암의 공포를 누를 정도로 크게 다가오는 것일지도 모릅니다.

　요셉의원에서 만난, 암에 대한 공포보다 더 높은 현실의 벽에 좌절했던 두 분의 이야기가 있어 전합니다.

　진료실에 깡마른 한 중년의 아저씨께서 들어오셨습니다. 평소 혈압과 통풍, 어깨 인대 염증으로 요셉의원에서 약을 타 드시고 계신 분이었습니다. 여느 때처럼 필요한 약을 처방해 드리고 습관처럼 물었습니다.

"어디 다른 데는 불편한 데 없으시죠?"

이로서 진료를 마치고 약 타러 가시란 뜻에서 드린 말씀이었는데 뜻밖에 아저씨는 요즘 자꾸 혈변을 본다는 얘기를 꺼내셨습니다. 요셉의원에 오시는 분 중엔 알코올 중독인 분들이 많기 때문에 혈변 또는 검은 변을 본다는 것은 굉장히 급박한 질환인 위장관 출혈 또는 식도정맥류 출혈일 가능성을 시사하는 것이었습니다. 급히 추가 문진을 시작했습니다.

아저씨는 술은 종종 마시지만 아직 중독이라 할 정도로 매일 마시는 분은 아니었습니다. 혈변은 약 한 달 전부터 시작되었고 변 끝에 약간 묻어나오는 정도로 시작했습니다. 평소 치질이 있던 터라 처음엔 '치질이 악화돼서 나오는 피 인가보다' 하고 대수롭지 않게 생각했습니다. 그런데 점점 변을 볼 때마다 그 혈변의 양이 많아졌고 지금은 변비가 아닌 묽은 변을 보는데도 혈변이 함께 나올 정도로 악화되었습니다.

게다가 어머니는 어렸을 때 위암으로 돌아가시고, 아버지는 얼마 전 대장암으로 돌아가셨다고 합니다. 환자도 이미 대장암 걱정을 하고 있었던 듯, 가족의 암 병력 이야기를 묻지도 않았는데 먼저 꺼내어 얘기하고 계십니다.

당장 위, 대장내시경을 해야겠다고 결심한 저는 진료의뢰서를 쓸 용지를 찾았습니다. 요셉의원에서 봉사하시는 선생님이 있어서 위내시경은 가능하지만 대장내시경은 불가능한 상황이었기 때문입니다. 주위 연계된 병원을 통해 의뢰서를 쓰고 특별히 부탁해야 하는 상황이었습니다.

헌데, 환자는 고개를 저으며 다른 병원은 가지 않겠다고 하는 것이 아닙니까? 혹시 비용 문제 때문에 그러시나 싶어, 비용은 요셉의원에서 지원하는 방식으로 해 드리겠다고 했지만, 환자는 극구 검사를 거부했습니다. 다음번에 상황 보고 하겠다고만 하셨습니다.

글쎄요, 그럴 겁니다. 두려울 겁니다. 모르는 것이 낫다는 생각이신지도 모르죠. 아마 이런 고민 하고 계신 것이 아닐까요?

'혹시 검사를 했다가 암이 진단되고 나면 어떻게 하지? 그 상황을 대처할 수 있을까? 치료나 제대로 다 받을 수 있을까? 아프다는 이유로 하던 일도 잘리고 나면 먹고 살 일이 지금보다 더 막막해지진 않을까?'

그런 걱정하고 계시지 않았을까요? 직접 물어볼 순 없었습니다. 더 잔인한 질문이 될 테니까요.

혈변양이 점점 늘고 있고 가족력도 무시할 수 없는 상황임을 재차 설명하고 다음번엔 꼭 위, 대장내시경을 받아보자 설명하였습니다. 대신 오늘은 요셉의원에서 할 수 있는 최선의 검사인 혈액 암 표지자 검사를 시행하기로 했습니다. 다음 주쯤 결과가 나올 텐데 부디 혈액 검사에서 별 이상이 없길 기도합니다.

이번에는 한 아주머니께서 걱정 가득한 얼굴로 진료실에 들어오셨습니다. 어떻게 오셨는지 물으니 위암이 걱정되어서 오셨다고 합니다. 무슨 얘긴가 싶어 사회복지사 상담일지를 살펴보니 이미 2년 전에 다른 병원 위내시경에서 2.5cm 크기의 종양을 발견한 상황이었습니다.

2.5cm 라면 이미 위암으로서는 작은 크기가 아니었습니다. 당장 전이 여부를 확인하고 필요하면 위 부분 절제술 또는 전 절제술을 고려해야 할 상태였을 겁니다. 하지만 목구멍이 포도청이라 몸 안에서 위암이 자라고 있음을 알면서도 어찌할 수가 없었습니다.

사업에 실패해 경제적인 어려움을 겪다가 남편과 이혼하고 혼자 어렵게 키운 아들이, 결혼생활 끝에 또 다시 이혼을 했습니다. 지금은 아주머니께서 세 살배기 손주를 홀로 키우고 있다고 합니다. 오랜 생활고 끝에 불어난 빚으로 현재는 신용불량자 신세로 전락, 통장도 압류당해 정기적인 일도 하지 못하는 상태라고 합니다. 가끔 생기는 파출부 일로 겨우겨우 삶을 이어가는 상태였습니다. 그러니 몸 안에서 암이 자라고 있다는 것을 안들, 방법이 없다고 생각했던 것이죠. 다행히 이번에 아는 교회 지인 소개로 요셉의원의 문을 두드리시게 되었습니다.

위암의 진단에는 내시경과 함께 조직검사가 꼭 필요해서 요셉의원만의 도움으로는 진단과 치료를 하기가 어렵다고 판단했습니다. 응급 환자에 한해 일정 금액까지 대학병원에서 무료로 진료 받을 수 있는 서울시 안전망 병원이라는 시스템을 이용하기로 했습니다. 소견서를 작성하고 이번에는 꼭 끝까지 치료를 받으셔야 함을 강조했습니다. 안전망병원 시스템만으로는 미진하겠지만 아마 위암의 확진과 초기 치료까지는 도움을 드릴 수 있겠다 싶었습니다.

당장 하루를 살아 버티기 녹록치 않은 이웃들이 우리 주변에 많습니다. 사회 시스템이 역할 해 이 분들을 모두 어루만져 주면 좋겠지만 현실의 안전망은 아직도 너무나 헐겁습니다. 그나마 이렇게라도 도움의 손길 뻗을 곳을 찾은 분들은 다행이라는 생각이 듭니다. 두 분의 앞날에 좀 더 좋은 소식만이 함께하길 빕니다. 그리고 더 많은 분들께 도움의 손길이 닿아 자립하실 수 있게 되길 기도합니다.

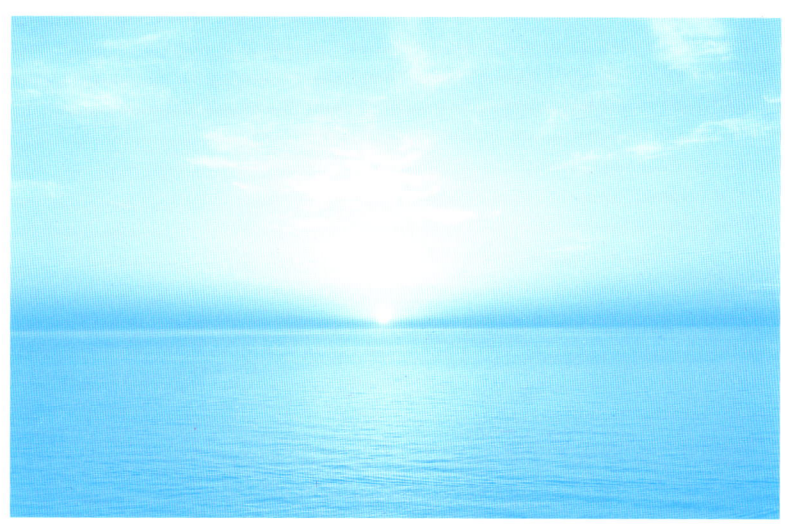

6장

어떻게 먹고
어떻게 사는 게 좋을까요?

건강을 유지하기 위한 삶의 방식과 태도, 쉽지 않은 질문입니다. 그래서 지금도 끊임없이 답을 알아가고자 노력하고 있습니다. 지금까지 고민해서 얻었던 몇 가지 결과물을 이 지면을 통해 나누고자 합니다.

그동안 많은 환자분들과 만나면서 의문이 계속되었습니다. 더 잘 먹고 운동도 많이 하고 의료 접근성도 점점 좋아지는데, 왜 만성 질환은 계속 늘어만 갈까? 그리고 그 발생 연령은 왜 계속 낮아지는 걸까?

만성 질환의 다른 이름, 생활 습관 병이라는 이름처럼 그 원인을 우리의 생활 습관에서 찾아야 할 것입니다. 그 중에서도 먹거리와 스트레스, 그리고 주거 환경을 자세히 들여다보게 되었습니다.

저는 평소 건강한 식생활을 유지하기 위해 저염식, 현미채식을 실행해오고 있었습니다. 그리고 이런 조건들을 만족하는 식단을 위해선 집에서 먹는 식사가 중요하다는 것을 알게 되었습니다. 밖에서 먹는 음식은 더 많은 손님, 더 저렴한 단가를 위해 짜고 자극적으로 만든다고 생각했기 때문입니다. 마음 놓고 먹을 수 있는 식당, 또는 지역 기반의 공동 주방이 필요하다고 생각했습니다.

여러 가지 방식으로 건강한 먹거리를 찾기 위해 고민하던 중, 지인을 통해 태초먹거리 운동에 대해 알게 되었습니다. 태초먹거리 운동은 상업성, 편리성으로 변질된 현재의 먹거리를 전체식(whole food), 균형식(balanced food), 거친 음식(wild food), 여유식(slow food)이란 개념을 통하여 건강을 회복하고 유지하자는 사회 운동입니다. 또한 자연의 법칙에 순응하는 먹거리, 환경, 생활습관을 배우고 행하여 잃어버린 건강을 회복하고 유지하는 것을 목표로 하고 있기도 합니다.

태초먹거리 학교를 세운 이계호 교수님은 말씀하십니다. 의학이 급성기 문제를 해결해주고 증상을 치료해 줄 수 있지만 원인을 해결해 주지는 못하고 있지 않은가. 우리 생활 습관에서 오는 질병의 원인을 찾고 바꾸지 않는다면 의학의 도움을 받아 건강을 찾았다 한들 다시 질병의 늪에 빠지지 않겠느냐.

이 말씀에 많은 부분 공감이 갔습니다. 우리가 사용하는 혈압약, 당뇨약이 합병증의 진행을 막을 수는 있지만 근본 원인을 해결해 주지 못한다는 것을 알고 있습니다. 그래서 혈압약은 평생 먹어야 한다는 얘기가 나오는 것이겠지요. 하지만 현미 채식과 저염식을 철저하게 지킬 수 있다면 혈압약, 당뇨약을 끊고 건강한 신체의 기능을 유지할 수 있다는 것도 여러 방면에서 증명되어 있습니다. 먹거리가 우리 건강에 중요한 이유입니다.

저는 사회 운동의 한 방식으로서 태초먹거리에 참여하기로 했습니다. 리더 양성 교육에 참여하여 나와 내 가족, 나아가 이웃들에게 건강식을 전파하기 위한 방법을 고민하고 있습니다. 오랜 시간이 걸릴 지라도 꾸준하게 지치지 않고 가면 성과가 있으리라 긍정적으로 보고 있습니다.

한편, 스트레스가 우리 몸에 얼마나 큰 영향을 끼치는지를 에피소드 <보호자의 마음을 제대로 이해하고 있었던 것일까>에서 아버지의 사례를 들어 보여드렸습니다. 그 내용을 복기하자면 아버지는 요로결석의 심한 통증으로 하루 종일 고생하셨습니다. 그리고 다음날, 갑자기 흑색변을 보셔서 내시경을 진행했고, 그 결과 불과 6개월 전에 없던 6cm 크기의 위궤양을 확인할 수 있었습니다. 궤양의 큰 크기에 위암을 걱정했지만 조직검사 결과 다행히 위암은 아니란 판단을 받았습니다.

스트레스의 악영향에 대해 어렸을 때 제가 직접 겪은 경험도 있습니다. 중학생이던 시절, 학업 스트레스와 친구들 관계에서의 스트레스로 고생하고 있었을 때입니다. 저녁 식사 시간이 지나면 어김없이 속이 심하게 쓰려 왔습니다. 몇 개월을 고생하다 방문한 내과에서 위 내시경을 권유받았고 그 결과 십이지장 궤양을 확인할 수 있었습니다. 당시 결과를 설명하시던 선생님께서 중학생에게 궤양을 확인한 적은 처음이라는 말씀을 하셨습니다. 아무래도 과도한 스트레스가 역할을 했을 것으로 예상됩니다.

다행히 고등학교를 졸업하면서 십이지장 궤양도 함께 졸업했습니다. 이후 스트레스를 줄이고 몸의 이완을 유지한 채 살아가려면 어떻게 해야 좋을지 여러 방면에서 찾아보았습니다. 그러던 중 마음 수련을 위해 찾았던 법륜스님의 깨달음의 장에서 명상법을 배울 기회가 있었습니다. 이 명상법이 몸의 이완을 유지하는 데 큰 역할을 함을 배우고 직접 경험할 수 있었습니다.

저는 직업의 특성상 새벽에 여러 번 잠에서 깨어나야 합니다. 밤 근무가 필수인 응급의학과 의사의 숙명이기도 하지요. 그래서 하룻밤에도 5-10회씩 잠에서 깨어나야 하는데 그러면 다시 잠들기가 무척 어렵습니다. 그럴 때엔 온 몸의 힘을 빼고 숨이 들어오고 나가는 것에만 집중하는 명상법이 숙면을 취하는 데에 큰 도움이 됩니다. 평소에 화가 올라올 때에도 습관적으로 천천히 숨을 쉬며 마음을 고르는 자신을 발견하게 됩니다.

주거 환경에 대해서도 고민이 많습니다. 쓰레기 시멘트 논란을 비롯해 여러 유해 물질과 환경호르몬을 배출하는 건축 자재가 문제가 되고 있습니다. 태초먹거리 운동을 하면서 만난 치유 건축 전문가 이명재 선생님과 함께 건강한 주거 공간이란 무엇인가에 대해 배우고 고민하고 있습니다.

건축물의 본질은 사람이 휴식을 취하고 에너지를 충전하는 회복의 공간입니다. 하지만 현대의 건축물은 자연과 격리되고, 유해물질로 오염되어, 그 본연의 기능을 하지 못하고 있습니다. 오히려 사람들의 건강을 악화시켜 각종 현대병의 원인이 되기도 합니다. 어떤 주거 환경에서 지내느냐에 따라 통계적으로 유의미한 질병과 건강 상태의 차이를 보이게 됩니다.

최근 같은 고민을 하는 의료인, 건축인들이 함께 만나 치유건축에 관한 논의를 시작하고 있습니다. 이제 시작하는 학문 분야이지만 많은 전문가들이 함께하는 만큼 사회에 변화를 가져올 수 있을 것으로 기대합니다.

어떻게 먹고 어떻게 살지, 아직도 고민이 많습니다. 각자가 고민하지 않아도 자기 자신과 가족의 건강을 유지하는 데 어려움이 없을 정도의 인프라가 구축된 사회를 꿈꿉니다. 당신의 생각은 어떠신가요?

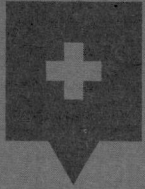

응급실 사용 설명서

Emergency room
Guide

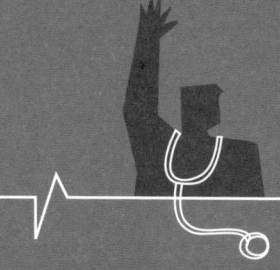

의 사 최 석 재 의   응 급 실 이 야 기

응급실 사용 설명서 #1 ▶ 심혈관 질환
가슴이 아파요, 숨이 차요.

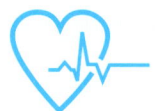

응급실이야기를 쓰고 있는 응급의학과 전문의 최석재입니다. 응급실에서 매일같이 벌어지는 삶과 죽음의 갈래에 선 환자들과 보호자들의 현장을 기록하고, 이를 통해 응급실이 어떤 공간인지 알리고자 합니다. 궁극적으로는 멀어 보이는 시민과 의료진 사이를 이어주는 따뜻한 소통의 장이 되리라 꿈꿔봅니다.

첫 번째와 두 번째 주제는 응급실 3대 중증 질환의 하나인 심혈관 질환과 뇌혈관 질환에 관한 내용입니다. 응급질환에 대해 알아두시고 응급 상황이 되기 전에 미리 위험을 파악할 수 있는 기회가 되길 바랍니다.

응급의학과에서 이런 주제를 다루는 이유가 뭔가요?
응급실은 촌각을 다투는 위기에 빠진 환자들이 많이 오시는 공간입니다. 그중에서 가장 긴급함을 요하는 3대 중증질환이라는 질환 군이 있는데요, 이 지면을 통해 얘기할 심혈관 질환 중 심근경색, 뇌혈관 질환 중 뇌경색과 뇌출혈, 그리고 중증 외상을 얘기하게 됩니다. 여기서 다루는 주제가 응급실에서 보게 되는 가장 긴급한 질환들이라고 보시면 되겠습니다.

심혈관 질환이란?
일단 심혈관 질환부터 설명드리겠습니다. 심혈관 질환은 우리 가슴에 있는 심장을 둘러싸면서 심장 근육을 먹여 살리는 세 갈래로 나눠진 관상동맥이라고 부르는 심혈관이 좁아져서 생기는 질환입니다. 이 혈관이 좁아지는 이유는 고혈압, 당뇨, 고지혈증, 비만 같은 이유로 혈관 벽이 딱딱해지면 혈관 안쪽으로 피딱지가 엉겨 붙으면서 발생한다고 보고 있습니다. 쉽게 표현하자면 수도 파이프가 오래되거나 녹이 슬면 그 주위로 물에 있는 금속성 무기물들이 엉겨 붙으면서 점점 좁아지죠. 그 좁아진 정도에 따라 경한 상태부터 안정 협심증, 불안정 협심증, 심근경색으로 나누게 됩니다. 그 사이에 변이형 협심증 같은 기타 질환들이 있는데 이 부분도 추가로 설명드리겠습니다.

먼저 협심증은 보통 심혈관이 50% 내외로 좁아진 상태에서 발생합니다. 증상은 대표적으로 흉통이 발생하게 되는데요, 가슴을 쥐어짜는 듯 한 통증이나 콕콕 쑤시는 듯 한 통증을 호소하는 경우가 많습니다. 시간은 대게 1분에서 5분 정도 지속되다가 저절로 호전되는 경우가 많고 운동을 하거나 계단을 오를 때 더 자주 나타난다는 특징이 있습니다. 등과 어깨, 턱이나 팔로 통증이 이어지는 방사통이 있는 경우가 있고, 예전에 학생 때 배울 땐 좌측 흉통에서 협심증 가능성이 더 높다고 했었는데 최근 나온 논문에 의하면 좌측 흉통이나 우측 흉통이나 비율 면에서 큰 차이가 없다고 하니까 왼쪽 흉통이 아니니까 괜찮겠지 하는 생각은 주의하셔야 합니다.

또한 예전엔 남자는 45세 이상, 여자는 55세 이상에서 자주 발생한다고 배웠는데 지금은 고기 위주의 식생활과 운동부족이 만연해 있잖아요? 그래서 30대 협심증, 40대 심근경색은 자주 보는 수준이고요, 심한 경우는 20대 협심증과 30대 심근경색까지 보게 됩니다. 20대 협심증으로 오셨던 분 같은 경우는 10대 중반부터 사회생활하면서 술, 담배를 일찍 배웠고 회식을 매일

같이 하느라 육류 위주의 식사에 익숙해져 있다고 하더라고요. 혈압도 높은데 응급실에서 고혈압이란 얘기를 처음 들었다고 하고……. 위험요인을 많이 가지고 있는 분은 다른 사람들보다 더 젊은 나이에 혈관 질환이 오게 되는 것을 임상에서는 직접 느끼게 됩니다.

두 번째로 불안정 협심증은 보통 심혈관이 90% 가까이 좁아졌을 때 나타나게 됩니다. 협심증 같은 증상이 30분 이상 지속되면서 식은땀을 흘리고 심한 경우 혈압이 떨어지거나 불규칙하게 심장이 뛰는 부정맥이 잠깐 나타나는 경우도 있죠. 상당히 위험한 상태입니다. 응급의학과에서는 불안정 협심증에 대해서 심근경색과 같은 치료로 대응하라고 배울 정도로 위험한 상태입니다. 흉통이 1분에서 5분 오는 안정 협심증 상태에서도 빨리 병원을 방문하셔야 하지만 5분을 넘어서는 흉통이 발생하면 지체 말고 119 구급차를 통해서 안전하게 응급실에 오셔야 합니다. 괜찮겠지 하고 한두 번 넘어가다 보면 저희가 도와드릴 수 있는 선을 넘게 되시는 경우가 생길 수 있습니다.

그럼 변이형 협심증은 뭔가 하고 궁금하실 수 있는데 변이형 협심증은 새벽에만 흉통이 발생하거나 스트레스 상황, 담배 피우는 상황에서 발생하지만 심혈관 조영술 검사를 해보면 혈관은 그리 좁아져있지 않은 상태를 말합니다. 이런 경우 약물 유발검사라 해서 심혈관에 스트레스 호르몬과 비슷한 약물을 투여하면 불안정 협심증이나 심근경색처럼 심혈관이 확 좁아지는 모습을 볼 수 있습니다. 쉽게 설명하자면 혈관이 경련을 하듯 하는 건데 이런 특징 때문에 변이형 협심증은 위험하긴 위험한데 진단하기는 더 어려운 그런 질환으로 알려져 있습니다.

마지막으로 심근경색은 혈관이 좁아진 상태에서 혈관 안쪽에 상처가 생기면서 염증반응이 갑자기 진행되어 심혈관이 완전히 막히거나 몸 어딘가에서 생긴 작은 혈전, 피딱지 같은 것이 날아와서 심혈관을 완전히 막아서 생기는 질환입니다. 가슴 통증 양상은 코끼리가 발로 밟는 것 같은 극심한 통증이라고 보통 얘기들 하시는데 사람에 따라서는 당뇨가 오래되거나 연세가 많으신 분들은 별로 아픔을 못 느끼시는 분들도 있습니다. 이 상태가 지속되면 현장에서 바로 사망하거나 이송 중 사망할 가능성을 30%, 병원에 도착해서도 치료 도중 사망할 가능성을 30%라고 설명할 정도로 위험한 질환입니다. 긴급한 상황을 넘겨서 살아남는다 하더라도 심장 근육이 일부 죽어서 괴사가 진행되어 버리면 심부전 같은 합병증이 발생해서 환자분들이 평생 고통을 겪게 될 수도 있습니다. 그래서 심뇌혈관 센터가 24시간 비상 대기 중인 병원들은 환자가 응급실에 도착하자마자 즉시 준비해서 대부분 30분 안에, 늦어도 한 시간 안에 심혈관 조영술과 스텐트 삽입 시술을 하고 있기 때문에 많은 생명을 살리고 있습니다.

심혈관 질환의 전조증상은?

심혈관 질환의 경우에는 역시 흉통, 가슴통증이죠. 고위험 군이라 할 수 있는 고혈압, 당뇨, 고지혈증, 술, 담배, 비만, 가족력, 40세 이상 이런 요소를 가지신 분이 어느 날부터 계단을 걸어 오르려 하면 가슴이 뻐근해지고 조여 온다, 그럼 지체 마시고 심장내과 진료를 받아야 합니다. 근데 그 통증이 쉬이 사라지지 않고 더 심한 날이라면 절대 그냥 넘기지 마시고 119 통해서 적절한 응급실로 오셔서 바로 치료받으셔야 합니다.

치료 방법은요?

치료방법은 질환에 따라 조금씩 다르고 다양한데요, 한마디로 얘기하면 막힌 혈관을 뚫어주기 위해서 빨리 병원의 도움을 받는 것, 그 시간은 빠르면 빠를수록 좋지만 최대 1시간 이내, 늦어도 3시간 이내라고 알고 계시면 되겠습니다. 왜 그런고 하니 심혈관 질환은 응급실에 도착하자마자 심전도를 찍어서 어떤 부위가 어느 정도 막혔을지 대략적으로 판단을 합니다. 응급처치로 심혈관 확장제를 쓰면서 시간을 벌고 동시에 심혈관 조영술 시술을 할 수 있는 병원이라면 바로 조영술에 들어가서 좁아지거나 막힌 혈관을 풍선확장술로 열어주고 스텐트 삽입술로 다시 막히지 않게 조치해주는 것이 급성기 치료이고요, 이후에 심부전이나 재협착이 오지 않게 약물치료를 함께 해주는 것이 필요하겠습니다.

얼마 전에 있었던 실제 상황을 예로 들어드리겠습니다. 저희 장모님께서 새로 오픈하는 음식장사를 준비하시면서 좀 무리가 되셨는지 가슴 통증과 호흡곤란이 발생했습니다. 괜찮겠지 하고 며칠 버티다가 안 되겠다 싶어서 근처 내과를 가서 심전도를 찍었는데 심상치 않은 심전도가 나왔습니다. 부랴부랴 병원으로 모셔서 심장내과 선생님과 상의해서 심혈관 조영술을 바로 들어갔는데, 아니나 다를까 오른쪽으로 주행하는 관상동맥이 95%나 막혀있었던 겁니다. 그러니까 가슴통증과 호흡곤란이 왔었는데 일하느라 바쁘시고 또 평소에 통증을 잘 참는 성격이시다 보니까 그냥 버티다 큰일 치르실 뻔했던 겁니다.

장모님은 불안정 협심증에서 심근경색으로 넘어가기 직전에 발견된 경우였지만 더 악화된 상태에서 생명을 구한 경우도 있었습니다. 저희 학창 시절 은사님께서 제가 근무하는 김포의 한 학교 교장선생님으로 계십니다. 어느 날 밤, 환자 진료를 보다 쾅쾅 책상을 두드리는 소리에 고개를 들어보니 은사님께서 눈앞에 와 계신 겁니다. 알고 보니 아드님과 함께 식사를 하던 중 아드님이 갑자기 심한 흉통을 호소하고 식은땀이 발생해 119를 부를 정신도 없이 제가 근무하는 병원 응급실에 아드님을 모셔왔던 겁니다. 마침 제가 응급실 근무 중인 날이었고요. 즉시 심전도를 확인한 결과 급성 심근경색을 확인할 수 있었습니다. 은사님도 심혈관 질환 과거력이 있으셨는데 그런지 젊은 아드님께 이런 일이 발생해 당황스러웠습니다. 하지만 다른 환자의 경우와 마찬가지로 설명도 치료도 다를 순 없겠죠. 아드님이 사망할 수도 있다는 얘기를 하면서 더 조심스러웠던 기억이 납니다. 다행히 심혈관 시술팀을 호출해 부지런히 준비한 결과 막힌 혈관을 뚫고 무사히 퇴원할 수 있었습니다.

이렇게 의외로 심혈관 질환이 우리 주위에 드물지가 않습니다. 미리미리 생활습관을 건강한 생활습관으로 바꾸고 평소에 꾸준하게 노력하지 않으면 이 불상사가 우리 가족에게도 올 수 있다는 점, 독자 여러분도 꼭 염두에 두어 주셨으면 합니다.

예방법과 관련해서는 뇌혈관 질환과 겹치는 부분이 많아서 다음 순서에서 설명드리도록 하겠습니다.

응급실 사용 설명서 #2 ▶ 뇌혈관 질환

어지러워요, 한쪽 팔다리가 말을 듣지 않아요.

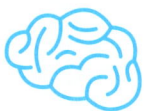

뇌혈관 질환이란?

이번에는 뇌혈관 질환에 대해 설명드리겠습니다. 뇌혈관 질환에는 뇌혈관이 좁아지다가 완전히 막혀서 발생하는 뇌경색이 있고, 반대로 높아진 혈압을 못 이기고 뇌혈관이 터져서 발생하는 뇌출혈이 있습니다.

뇌경색은 반신마비, 구음장애가 나타나는 게 가장 대표적인 증상인데, 두통은 없는 경우가 많습니다. 증상을 좀 더 자세히 말씀드리면 갑자기 한쪽 팔, 다리가 내 맘처럼 안 움직이거나, 말을 하고 싶은데 잘 나오지 않거나, 입이나 혀가 잘 안 움직여서 침을 흘리거나 할 수 있습니다. 증상이 다양한 이유는 뇌경색이 발생한 위치에 따라서 증상이 다 달라서 그렇습니다. 위치에 따라선 소뇌경색이라고 해서 어지러움만 발생하는 경우도 있고 드물게는 뇌간에 경색이 와서 의식저하까지 생기는 경우도 있습니다.

치료는 발견 즉시 응급실로 옮겨서 뇌세포가 완전히 죽기 전에 혈관을 다시 개통해서 산소 공급을 해주는 것입니다. 빠른 치료가 이뤄지면 뇌기능을 완전히 회복하는 경우도 있습니다. 그런데 자다가 발생해서 아침에 발견된 뇌경색이나 요즘 혼자 계신 노인들이 많은데 이렇게 혼자 계시다 뇌경색이 생긴 분들은 바로 대처가 안 되는 경우가 있습니다. 이런 경우는 이미 뇌세포가 손상된 뒤라 치료에도 한계가 생기고 회복도 한계가 생기는 경우가 많습니다.

뇌출혈은 뇌경색처럼 반신마비, 구음장애가 나타나는 경우도 있지만 뇌출혈의 양이 많으면 의식 장애도 흔하게 나타납니다. 또한 마비 증상 없이 극심한 두통이 나타나는 경우도 있는데요, 지주막하 출혈 같은 경우가 그렇습니다. 수련의 시절에 의식이 명료한 20대 중반 여자 환자가 심한 두통을 주소로 응급실로 온 적이 있었는데요. 지주막하 출혈을 확인하고 수술 준비하면서 보호자께 급히 연락했는데 보호자가 오시는 사이에 경련하면서 의식이 없어져서 안타까운 상황이 벌어졌던 기억이 납니다.

치료는 혈관이 막혀서 생긴 질환이 아니라 터져서 생긴 출혈성 질환이기 때문에 수술을 요하는 경우가 많습니다. 출혈양이 적은 경우는 중환자실에서 혈압만 조절하면서 관찰하는 경우도 있습니다. 출혈양이 늘기 전에 조치가 빠를수록 뇌기능을 보호할 수 있기 때문에 빠른 진단과 치료계획이 중요합니다.

발생 원인은 무엇인가요?

고혈압과 당뇨, 비만 같은 질환이 늘어남에 따라 점차 우리나라도 혈관질환이 증가하고 있습니다. 게다가 육류 위주 식생활과 사회생활에서 피하기 어려운 잘못된 음주, 흡연문화도 급증하는 혈관질환의 주요 원인으로 꼽히고 있습니다. 혈관질환의 위험 군으로 보는 나이도 점차 낮아져서 이제 30대에 고혈압이나 협심증, 40대 심근경색을 앓게 되는 분들을 쉽게 보게 됩니다.

특히 고혈압 같은 경우는 평생 약을 먹어야 한다면서 치료받지 않는 분들을 종종 보게 되는데 치료받지 않는 고혈압은 뇌출혈을 일으킬 가능성이 매우 높아지기 때문에 위험합니다. 그럼 약만 복용하면 괜찮으냐, 그게 그렇지가 않습니다. 반대로 고혈압 약을 복용하는 환자 군에서는 뇌경색이 발생할 가능성이 점점 올라갑니다. 좁아진 수도 파이프가 터질까 봐 큰 파이프인 대동맥의 혈압을 억지로 낮추면, 뇌혈관을 포함해 우리 몸 말단 곳곳에 있는 혈관에 가는 혈액량이 줄어들면서 막힐 가능성이 올라가게 되겠죠? 이게 우리가 현재 겪고 있는 현실이고 당장 현미식과 저염식, 채식 위주의 식단을 되살려야 하는 이유입니다. 두 질환 군에 대해 정확하게 알지 못하면 왜 지금의 생활습관을 바꿔야 하는지도 알 수 없겠지요.

심혈관 질환은 생명과 연관이 있지만, 뇌혈관 질환은 그렇지 않다고 여기는데요, 그런가요?

글쎄요, 심혈관 질환이 급사의 원인이 되는 것은 맞습니다. 심근경색의 경우 급사할 가능성이 높은 위험한 질환이니까요. 하지만 협심증 단계에서는 적절한 치료계획으로도 위기를 넘길 수 있습니다. 가슴 통증이 있다면 쉽게 넘기지 마시고 꼭 가까운 병원에서 의료진과 상의하시기 바랍니다.

뇌혈관 질환의 경우 뇌출혈은 급사의 원인이 되기도 합니다. 하지만 뇌경색은 급사의 원인이 될 가능성은 적습니다. 하지만 뇌경색으로 오는 반신마비와 구음장애, 이로 인한 생활의 불편함은 이루 말할 수가 없죠. 미리 뇌혈관 질환의 증상에 대해서 잘 알아두었다가 갑작스러운 상황에서 빨리 대처하는 것이 중요한 이유입니다.

뇌졸중에 걸리면 반신불수가 된다는 고정관념이 있는데, 정말 무조건 마비가 오나요?

미리 말씀드려야 할 내용으로 뇌졸중이라는 표현에는 뇌경색과 뇌출혈, 두 질환이 합쳐진 표현입니다. 뇌출혈이든 뇌경색이든 발생한 위치와 크기에 따라 반신불수 외에 구음장애, 어지럼증, 구토, 의식장애, 시야장애 같은 증상들이 하나만 나타날 수도 있고 혼합되어서 나타날 수도 있습니다. 예를 들면 같은 뇌졸중이라도 대뇌 중에 두정엽 쪽에 오면 반신불수가 많이 오지만 소뇌 쪽에 오면 어지럼증만, 전두엽 쪽에 오면 성격 변화, 후두엽 쪽에 오면 시야 장애 같은 증상이 나타나게 됩니다. 좌측과 우측에 따라서도 증상이 조금씩 다릅니다. 언어중추가 좌측 뇌를 중심으로 발달하는 경우가 많아서 좌측 뇌졸중의 경우에 구음장애가 더 흔합니다.

뇌혈관 질환은 회복이 불가능하다, 완치가 안 된다고 생각해요. 어떤가요?

뇌혈관 질환도 회복이 될 수 있는 여지가 있습니다. 물론 시간이 지나면 점점 어려워지는 것이 사실입니다. 초기 뇌경색 증상이 발생하고 3시간 내에, 늦어도 6시간 이내에 혈관 시술이 가능한 응급실에 이송되면 기회가 있습니다. 몇몇 검사와 문진을 거친 후 즉시 의료진이 혈관을 통해 혈전용해제를 주사하게 되고 필요한 경우 막힌 동맥을 직접 뚫어주는 동맥 내 혈전 용해술을 시행해서 완전히 기능을 회복시키기도 합니다. 뇌출혈도 마찬가지로 양이 적으면 혈압 조절과 뇌압 조절의 약물치료로, 양이 많으면 출혈부위를 막아주는 시술 내지는 수술로 기능을 회복시킬 수 있습니다. 역시 시간이 관건이죠.

하지만 이 골든아워를 지나버리면 기능의 회복이 매우 어려워집니다. 이럴 땐 초기 한 달간 시행하는 급성기 재활치료를 통해서 손상된 뇌기능을 다른 부위에서 대신할 수 있도록 운동치료, 작업치료, 언어치료를 진행하게 됩니다. 아직 우리나라엔 급성기 재활치료를 시행하는 병원이 얼마 없는데요, 정말 필요하고 중요한 치료임에도 우리나라 의료보험의 특성상 중요한 치료시기를 그냥 허비하는 경우가 많아서 안타깝게 생각합니다.

뇌혈관 질환의 전조증상은?

고혈압, 당뇨, 흡연 등 앞에 얘기한 고위험군 요소가 있는 분이 간혹 가다 어지럼증이 발생하거나 반신마비, 구음장애, 시야장애가 있다가 저절로 호전되었다면? 이럴 때 그냥 넘어가면 안 됩니다. 이런 경우를 일과성 허혈 발작이라고 하는데요, 이런 경우는 지체 말고 뇌혈관센터, 또는 신경과에서 진료를 받아야 합니다. 그 정도가 심하거나 외래를 볼 수 없는 시간이거나 당장 증상이 발생한 상황이라면 바로 응급실에서 도움을 받으셔야겠죠.

치료 방법은요?

뇌혈관 질환의 경우에는 의심되는 증상을 보이는 환자가 응급실에 도착하자마자 바로 머리 CT 검사를 시행합니다. 만약 뇌출혈이 확인되면 뇌혈관 조영 CT를 통해서 출혈의 원인이 되는 혈관을 찾아서 시술 준비를 합니다. 다음으로 뇌혈관 조영술을 들어가서 출혈부위를 막고 필요하면 고인 혈액을 빼내는 수술을 하게 됩니다. 뇌경색의 경우엔 응급 MRI 검사를 시행하거나 뇌혈관 조영술을 들어가서 막힌 혈관을 찾아내 뚫어주는 시술을 하고 더 이상 막히는 혈관이 없도록 약물치료를 병행하게 됩니다.

심뇌혈관 질환 발생을 막으려면 어떻게 해야 하는지, 예방법을 알려주세요.

일단 가장 중요한 건, 앞서 짚어드렸던 고위험 요소들을 내 생활에서, 내 가족의 곁에서 멀리 두도록 하는 겁니다. 다시 한번 한 가지씩 짚어드리자면 고혈압과 당뇨, 고지혈증, 비만. 이 질환군은 나이를 먹는다고 무조건 생기는 질환이 아닙니다. 잘못된 생활습관이 쌓여서 생기는 질환이죠. 저염식과 소식, 현미채식과 규칙적인 운동을 지켜나가면 충분히 멀리할 수 있는 질환들입니다. 그러려면 아주 단단한 결심을 하고 굳건하게 지켜나가는 노력이 필요하겠습니다.

나머지는 술과 담배인데요. 적절한 알코올, 하루에 맥주나 와인 한두 잔은 혈관질환에 도움이 된다는 연구도 있습니다. 하지만 우리가 마시는 음주문화라는 게 그렇죠. 아무래도 기름진 음식과 함께 먹고 양도 많이 먹고, 취할 때까지 먹는 게 지금 우리의 술 문화입니다. 잘못되어도 한참 잘못되었죠. 건강을 위해서는 큰 결심을 가지고 딱 끊어줘야 하겠습니다. 담배도 마찬가지로 백해무익하고 중독성이 강한 물질이니만큼 결심을 했으면 딱 끊어줘야 한다고 봅니다.

확신을 가지고 분명히 말씀드리는데, 앞에 말씀드린 내용 지키기만 하면 건강, 생각보다 금방 찾을 수 있습니다. 포기하지 않고 계속하는 것이 중요합니다.

응급실 사용 설명서 #3 ▶ 바이러스성 간염, 간경변증, 간암

조용한 침묵의 장기,
간 질환에 대해 알려주세요.

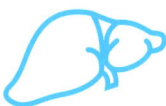

세 번째와 네 번째 주제는 응급실에서 자주 만나는 질환인 바이러스성 간염, 간경변증, 간암과 알코올성 간질환에 관한 내용입니다. 응급질환에 대해 알아두시고 응급 상황이 되기 전에 미리 위험을 파악할 수 있는 기회가 되길 바랍니다.

간질환이 여러 가지인가요? 각각 간단하게 설명해주세요.

간은 우리 몸을 이루는 장기 중에 대표적인 조용한 침묵의 장기라고 하죠. 우리 몸에서 소화되는 대부분의 물질들이 간을 통해 대사 되고 혈액을 통해 이동해서 온 몸에서 흡수되고 소비됩니다. 그래서 그런지 간과 관련된 질환도 참 많은데요, 크게 나누면 간염, 지방간, 간경변증, 간암 정도로 나눠서 얘기할 수 있을 것 같습니다.

간염 같은 경우는 바이러스 감염에 의한 질환인 A형, B형, C형 간염이 있는데요, A형 간염은 평생 한번 걸리고 나면 면역이 생겨서 이후에는 걱정하지 않아도 되는 특징이 있습니다. 예전엔 어렸을 때 다 앓고 지나갔다고 하는데 요즘은 생활환경이 깨끗해져서 성인이 된 뒤에야 A형 간염에 걸려서 응급실 통해 입원 치료하는 경우를 자주 보게 됩니다.

B형 간염은 우리나라 전 인구의 약 3%에서 만성 간염 형태로 가지고 있다고 보는데요, 그래서 우리나라에서 발생하는 간경변증이나 간암의 주요 원인 중 하나입니다. 많은 분들이 잘못 알고 계신 것 중 하나가 B형 간염은 술잔 돌리기나 국 함께 떠먹는 행동으로 옮길 수 있다고 생각하시는데 사실이 아니고요, 다만 피부에 직접 상처를 만들어서 혈액이나 조직액이 묻을 수 있는 면도기나 칫솔, 손톱깎이 등은 간염을 옮길 수 있는 걸로 알려져 있으니 주의하셔야 합니다.

C형 간염은 예전에 1990년 이전, C형 간염 여부를 검사하지 못하던 시절에 받았던 수혈이나 마약 사용 관련해서 주사기를 돌려쓰는 등의 상황에서 감염되는 간염인데요. 한번 감염되면 대부분이 만성 간염이 되고 시간이 지나면서 서서히 간경변증과 간암으로 진행되는 데다 치료 또한 매우 어렵기 때문에 주의해야 하는 간염입니다. 치료방법이 없는 것은 아니고 2000년대 들어서 인터페론 치료와 항 바이러스제 치료를 병합해서 치료하면서 반수 이상에서 완치율을 보이고 있다고 하는데요. 그 기간이 6개월 이상, 비용도 수백 이상 들어서 쉽지 않은 치료이긴 합니다. 최근에는 먹는 C형 간염 치료제가 개발되고 의료보험 기준도 완화되어 그 불편함이 상당히 줄어들었습니다.

저희 외할아버지께서 예전에 받은 수혈 때문에 만성 C형 간염을 앓다가 간암 합병증으로 돌아가셨는데, 이 치료가 좀 더 일찍 나왔다면 혜택을 받을 수 있지 않았을까 하는 생각을 해보게 됩니다. 그리고 이건 참 의료인으로서 부끄러운 이야기이긴 한데요, 이해하기 힘든 사건이 있었죠? 모 병원에서 주사기를 재사용하면서 여러 명의 피해자를 만들어냈던 그 간염이 C형 간염입니다. 그 외에 과용량의 약물이나 잘못 쓴 한약, 술 같은 독성물질에 의한 독성 간염도 응급실에서 자주 보게 됩니다.

지방간은 대표적으로 술을 다량 마시는 분에서 보이는 질환인데요, 그 외에도 약물 독성이나 비만, 오랜 금식 같은 영양 불균형이 지방간의 원인이 되는 걸로 알려져 있습니다. 그중에서 알코올성 지방간이 경과가 더 안 좋으니 술 좋아하시는 분들은 특히 조심하셔야 합니다. 간경화와 간암의 전 단계 이기도 하니까요. 지방간, 우습게 보지 마시고 지방간일 때 멈춰야 합니다. 지방간 상태까지는 정상 간으로 되돌아 올 여지가 있습니다. 하지만 이때까진 증상이 별로 없거든요, 그래서 더 무섭습니다.

이 상태에서 제때 치료를 안 받고 그대로 더 진행되면 간경화라고도 하죠, 간경변증으로 가는데요. 간경변증까지 가면 완전히 정상 간으로 돌아올 수가 없습니다. 간세포가 딱딱해지면서 굳어버리는 상태거든요. 그렇게 되면 수많은 합병증들의 원인이 됩니다. 간의 중요한 역할인 알부민 합성에 문제가 생기면서 삼투압 이상이 와서 복수가 차게 되고, 간으로 들어가는 혈류에 장애가 생기면서 식도정맥류나 치질 같은 질환이 발생합니다.

치질이야 죽고 사는 문제가 거의 안 생기는데 식도정맥류는 정말 무서운 합병증입니다. 식도 주위로 부풀어 오른 정맥 혈관이 터질 수가 있는데 한번 터지면 지혈도 안 되고 응급실에서 수혈을 아무리 해도 그 출혈 속도를 못 따라가서 사망하는 경우도 자주 봅니다. 제일 가슴 아플 때가 환자 혈압이 떨어지면서 창백한 얼굴로 '추워, 추워'를 연발할 때, 그러면서 서서히 의식이 떨어질 때. 정말 환자를 치료하는 입장에서 모든 치료를 다 하고도 환자를 이승에 붙잡아두지 못하는 무력감 같은 것, 그런 게 느껴집니다. 혹시 주위에 술 좋아하시는 분이 토혈이나 혈변, 자장면 같은 검은 변을 본 경우에 그냥 넘기지 마시고 바로 응급실로 모시고 오셔야 합니다. 식도정맥류 출혈일 수가 있습니다.

그 외에 간이 암모니아를 대사 해내지 못하면서 간성혼수로 의식이 떨어져서 응급실로 실려 오기도 하고요, 복수에 염증이 생겨서 복통과 열이 발생하면서 응급실로 오시기도 합니다.

이렇게 혹사당하던 간세포가 변이를 일으키면 결국 간암이 되는 거고요, 점점 치료가 쉽지 않은 상태가 되는 거죠.

그럼 간질환도 알코올이 원인이 아닐 수도 있는 거죠?

그렇죠. 앞에 설명드린 것처럼 지방간은 알코올 외에 약물이나 비만, 영양 불균형 등의 원인이 있을 수 있습니다. 간경변증 같은 경우는 B형 간염에서 간경변증으로 진행된 경우가 70%가량 된다고 알려져 있습니다. 나머지는 C형 간염과 알코올에 의한 간경변증이 대부분인 것으로 파악됩니다.

간질환을 예방하려면 어떻게 해야 하나요?

말씀드린 것처럼 다양한 간질환을 예방하기 위해서는 간질환의 시초인 간염을 막아야 합니다. 바이러스성 간염부터 설명을 드리면 A형 간염은 평생 한번 걸리는 간염이라 40대 이상인 분들은 대부분 A형 간염 항체를 가지고 있습니다. 그래서 따로 예방주사를 맞지 않아도 되지만 20대 이하 또는 30

대 초반인 분들은 A형 간염 항체가 없는 경우가 많습니다. 왜 그런고 하니 현대 사회로 접어들어 사는 환경이 깨끗해지면서 A형 간염 바이러스에 노출될 기회가 없어서 그렇다고 보고 있습니다. 현재는 A형 간염 예방접종이 가능하여 30세 이하이신 분은 예방접종을 권유하고 있습니다.

이번에는 B형 간염 예방에 대해 설명드리겠습니다. B형 간염 예방접종은 필수 예방접종으로 되어있어서 태어나면서부터 스케줄에 따라 예방접종을 받은 경우에는 걱정할 필요가 없습니다. 하지만 예방접종을 받지 않았거나 면역이 획득되지 않은 경우가 있습니다. 이런 경우에는 내과 의원이나 근처 보건소에서 신청해 B형 간염 예방접종을 받을 수 있습니다. 보통 0, 1, 6개월 해서 3회 접종을 시행하게 됩니다.

안타깝게도 C형 간염은 따로 예방접종이 개발되어있지 않습니다. 전염 원인인 주사기 재사용, 의료기구 미소독, 멸균되지 않은 침이나 문신 시술, 수혈 스크리닝 부재 등을 미연에 방지해야 합니다. 사회적으로 관리해야 하는 이유입니다.

그 외에 알코올, 약물 원인의 간질환은 원인이 되는 물질을 피하는 것 외에 다른 답이 없겠죠. 기타 자가면역성 간질환이나 대사성 간질환도 원인이 되는 질환을 관리하는 것 외에 다른 예방법은 없습니다.

그럼 다음 순서에서 알코올성 간질환에 대해 자세히 알아보겠습니다.

응급실 사용 설명서 #4 ▶ 알코올성 간질환

아버지가 술을 자주 드시는데 걱정돼요.

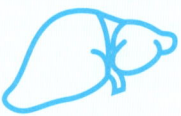

알코올성 간질환만의 특징이 있다면?

알코올성 간질환은 보통 알코올성 지방간, 알코올성 간염, 간경변증을 통칭하는 개념입니다. 이 질환군의 특징이라면 그 원인이 명확하면서도 강한 중독성 때문에 쉽게 고리를 끊어내지 못한다는데 있는 것 같습니다. 그리고 사회 경제적으로 약자의 입장에 있는 분들, 예를 들면 사업에 실패하거나 퇴직 후에 재취업에 실패하면서 노숙자가 되신 분들이나 농촌에서 어렵게 논일 밭일하시는 분들. 이분들이 스트레스 해소 삼아 들이켰던 술들이 길게 이어지면서 문제가 되는 거거든요. 그렇다 보니 치료에 필요한 비용 문제에도 취약하고, 치료를 한번 받아서 건강을 되찾았다 하더라도 다시 술에 노출되어 악순환의 굴레에 빠지는 경우를 자주 보게 됩니다.

저희 장인어른도 술 때문에 고생하시다 그 악순환을 끊지 못하고 결국 돌아가셨습니다. 그런 분 집안에 없는 경우가 별로 없을 정도로 우리 사회에서 참 심각한 문제거든요. 물론 외국에서도 알코올성 간질환이 문제가 되지만 특히 우리나라에서 심각한 현상을 보이는 건, 잘못된 음주문화가 가장 큰 이유라고 봅니다.

'소주, 이대로 둬도 괜찮을까?'라는 칼럼으로도 한번 같은 의견을 피력한 적이 있는데요. 우리나라에서만 유독 만연해있는 희석식 증류주인 소주, 이게 순도 95% 짜리 주정을 만들어서 물에 타서 감미료 섞어서 만드는 것 아닙니까? 그렇다 보니 원래 옛날부터 우리나라에 있던 쌀이나 원료의 향이 남아있는 증류주는 거의 사라지고 알코올에 물 타서 마시는 것과 다를 바 없는 소주가 대세가 되는 거거든요. 그럼 한 잔 두 잔 향을 음미하면서 마신다는 개념이 없어지는 거죠. 술이라는 건 항상 싼 맛에 취할 때까지 거하게 마셔야 되는 거고, 그게 우리 사회의 당연한 음주문화가 되어버렸죠. 회사에서 일과 후에 이어지는 회식도 마찬가지가 되는 거고요.

게다가 70년대부터 정책적으로 거의 완전히 말살당했던 전통주가 90년대 들어서 다시 제조되기 시작했지만 주세법 면에서나 주조 규모나 판매방식 면에서 대기업 중심으로 돌아가는 이 시스템을 전혀 깨지 못하고 있는 상태입니다. 알코올 간질환 환자들을 위해 기업에서 만들었던 카프 병원도 지금은 지원이 끊겨서 문 닫은 상태이고요. 이게 신경 써서 자세히 보지 않으면 잘 모르는 현실인데 많은 분들이 이 현실을 좀 아시고 알코올성 간질환 환자를 양산하는 음주문화를 바꾸는 노력에 참여해 주셨으면 하는 바람이 있습니다.

알코올의 순기능도 있지 않나요?

지금까지 알코올의 역기능에 중점을 두고 말씀을 드렸는데요, 알코올의 순기능이 분명히 있지요. 소량의 알코올이 건강에 도움된다는 보고가 있잖아요? 근데 그 양이 우리 음주문화에서 보면 아주 소량입니다. 보통 남성에서 맥주 두 잔, 여성에서 맥주 한 잔 얘기하거든요. 와인도 마찬가지죠. 그럼 그 원료인 보리나 포도에 들어있는 항산화 물질들, 알코올의 혈행 개선에 도움주는 부분을 누릴 수가 있게 되는 거죠.

알코올 간질환으로 응급 상황이 발생하기도 하나요?

응급상황이 생기는 합병증이 참 많습니다. 갑자기 다량의 술을 마시면 다음날 머리 아프고 구토하죠? 이런 알코올성 위염에서부터 간수치가 올라간 걸 확인하고 입원 치료받게 되는 알코올성 간염까지는 초기단계라고 할 수 있죠. 여기서 멈추지 않고 지속되는 음주로 간경변증으로 넘어가면 무서운 합병증들이 기다리고 있습니다.

제일 대표적인 합병증이 식도정맥류 출혈이죠. 간경화로 인해 부풀어 오른 식도 주위 혈관이 터지면 걷잡을 수 없는 출혈이 발생합니다. 심지어는 세숫대야만큼의 토혈을 하면서 심정지 직전 상태로 도착하는 경우도 보게 됩니다. 간의 암모니아 대사 능력에 장애가 생겨서 약간의 고기를 먹고도 바로 의식장애로 빠져버리는 간성 혼수도 무서운 질환입니다. 알코올성 경련으로 간질발작을 하고 응급실에 오셔서 중환자실 치료를 받는 경우도 있고, 치료를 받다가도 알코올성 정신병이 생겨서 개미가 기어 다닌다고도 하고 죽겠다고 자살시도하는 경우도 생기게 됩니다.

술만 마시고 식사를 안 하는 일이 며칠 지속되면 알코올성 케톤 산증이라는 상태로 빠지게 되는 경우도 있는데요. 부정맥으로 급사가 가능한 상태라 아주 무서운 질환입니다. 술이 열량을 가진 물질이다 보니까 술만 마시고 다른 식사 안 해도 당장 문제가 없긴 하죠. 근데 그러다 보면 술이란 게 액체로 되어있지만 몸에 들어가면 수분을 더 배출시키게 됩니다. 탈수가 된다고 하죠. 보통 소주 기준으로 마신 양의 7-8배 정도 물을 더 보충해야 탈수를 방지할 수 있다고 얘기하는데요. 그런 과정 없이 술만 마시게 되면 몸에서 심한 탈수로 인해 세포 내 대사에 문제가 생기게 됩니다. 결국 일반적인 당 대사가 아닌 케톤을 만드는 대사과정을 거치게 되는데 이 케톤이 산성 물질입니다. 몸에 있는 혈액이 점차 산성으로 가면서 호흡부전이나 사망까지 이를 수 있는 아주 위험한 상태가 될 수 있습니다. 누군가 술만 마시고 식사 안 하는 시간이 3일 이상 지속될 때는 지체 말고 환자를 응급실로 모셔 오셔서 수액으로라도 수분 보충을 해줘야 합니다.

이런 상태를 무사히 넘기고 알코올 중독 상태에서 몇 년 지나게 되면, 걸음을 걷지 못하고 주저앉아 지내는 코르사코프 증후군, 다른 말로 베르니케 신드롬까지 진행되는 경우를 봅니다. 비타민 B1 부족에 의해서 소뇌 주위에 있는 제 4 뇌실 주위 세포가 파괴되면서 걸음을 못 걷고 주저앉아만 지내는 특징이 있습니다. 바로 입원해서 비타민 주사를 며칠간 해주는데 안타깝게도 호전이 안 되는 경우도 있습니다. 비슷한 질환으로 알코올성 치매도 발생할 수 있습니다.

심각한 응급 상황이 많네요. 치료 방법은요?

치료는 너무도 당연하게도 금주가 최선의 치료입니다. 근데 그게 가장 어렵다는 게 문제겠죠. 중독성이 큰 물질이니까요. 그래서 주위에 정신과 병원을 통해서 입원해서 치료를 받기도 하고 알코올 중독 상담센터의 도움을 받기도 합니다. 환자가 거부하더라도 도움받기를 미루지 마세요. 당신의 소중한 한 사람을 잃게 될 수도 있습니다. 굴레를 벗어나기 어려워 처음엔 거부하겠지만 치료를 마치고 나면 환자도 고마워하게 될 겁니다.

그 외에는 그때그때 응급상황에 대한 치료가 필요할 겁니다. 토혈이나 검은 변이 발생했을 때 바로 응급실로 오셔서 식도정맥류 출혈인지 확인하고 응급수혈과 응급내시경을 통해서 지혈 치료를 받아야 합니다. 간성 혼수가 왔을 때엔 듀파락이라는 암모니아를 체외로 빼내 주는 약물을 이용해서 치료받아야 하고요. 경련 발작이 발생했을 땐 항경련제를 쓰면서 중환자실에서 다시 경련 발작하지 않는지 세심하게 지켜봐야 합니다. 알코올성 정신병 상태도 본인과 타인을 해할 가능성이 높으니 입원 치료가 필요합니다.

알코올성 케톤산증은 다량의 수액치료와 함께 혈중 산증 상태를 급히 조절해서 일단 사망을 막는 게 급선무입니다. 그다음은 입원해서 수액치료로 탈수 상태를 교정하게 됩니다. 코르사코프 증후군과 알코올성 치매도 비타민 보충을 위해서 입원해서 수액치료를 받아야 합니다.

알코올성 간질환의 예방법을 알려주세요.

술을 마시면서 알코올성 간질환을 예방하는 방법은 단연코 없습니다. 일단 술로 인해서 일상생활에 문제가 발생하는 경우라면 당장 금주부터 해야 합니다. 그래도 다량은 아니지만 약간의 음주는 피할 수 없다면 소주 마시는 양의 7-8배 정도 되는 충분한 수분 보충과 가능하면 낮은 도수의 술을 마시는 것. 그리고 저급한 증류주보다는 향이 있는 좋은 술을 소량 즐기는 음주 문화의 변화가 가장 필요하다고 봅니다.

응급실 사용 설명서 #5 ▶ 중증 외상과 화상의 일반 처치
교통사고가 났어요, 화상을 입었어요.

이번 주제는 중증 외상과 화상의 일반 처치에 대해 정리해보았습니다. 모든 외상 상황을 다룰 순 없지만 가정에서 또는 야외에서 발생하는 외상 상황에 어떻게 대처할지 알아두시고 도움이 되셨으면 좋겠습니다.

다쳤을 때 제일 중요한 것은 무엇인가요?

만약 의식을 잃을 정도나 심한 출혈을 보이는 등의 외상은 따로 지면으로 설명드릴 필요가 없을 겁니다. 119 구급대원의 도움을 받아서 중증도에 따라 외상센터나 응급의료기관 등 적절한 병원으로 이송되어야 할 테니까요. 하지만 우연히 현장에 있어서 119 도착 전까지 처치가 필요한 경우, 그리고 당장 응급실로 가야 할지 망설여지는 경우라면 외상의 일반 처치에 대해 미리 알고 계시는 것이 도움이 되겠다 싶어 설명드립니다.

응급 상황에서 가장 중요한 원칙은 ABC를 유지하는 것입니다. ABC는 생명을 유지하는 데 필요한 가장 기본적인 조치로 기도 (airway), 호흡 (breath), 순환 (circulation)으로 이뤄지는데요. 심폐소생술 상황에서는 C가 흉부압박 (compression)을 의미하고 가장 중요하므로 CAB라고 해서 흉부압박을 먼저 시행하도록 하고 있습니다. 환자가 의식이 있고 ABC에 문제가 없다는 것이 확인되었다면 다음으로 확인해야 할 사항은 머리, 가슴, 배, 목 손상 여부입니다. 만약 의식이 없거나 의식 저하가 있다면 머리와 목의 손상이 있다고 가정하고 함부로 일으켜 세우려 시도하거나 둘러업지 않도록 해야 합니다. 바로 119 상황실의 도움을 받아서 훈련받은 구급대원의 도움으로 경추고정 등의 처치를 하고 응급실로 이송해야 합니다. 머리, 가슴, 배, 목의 손상은 생명과 직결될 수 있기 때문에 이 부위에 통증을 호소하거나 부딪혀 다친 경우에는 특별한 출혈이 확인되지 않아도 응급실에서 응급의학과 전문의의 진찰을 받는 것이 필요합니다.

팔, 다리를 일컫는 사지의 손상은 생명과 직결되는 경우가 드물지만 출혈이 심한 경우는 압박 지혈을 먼저 시행해 실혈로 인한 사망을 막아야 합니다. 수건이나 옷을 이용해 압박해도 출혈을 막을 수 없다면 상부를 묶어서라도 지혈을 해줘야 합니다. 붓거나 통증이 심한 부위는 가능하면 응급실에 도착할 때까지 손상이 악화되지 않도록 부목 등으로 고정하는 처치도 필요합니다.

교통사고나 낙상 같은 경우 어떻게 대처해야 하나요?

그럼 이제 외상의 종류에 따라 나눠서 설명을 드리겠습니다. 교통사고의 경우에는 기전을 확인하는 것이 중요합니다. 기전과 사고 현장의 상황에 따라 충격량을 예측할 수 있기 때문인데요. 보행자 교통사고, 자전거나 오토바이 탑승자 교통사고, 안전벨트를 매지 않은 상태의 교통사고, 차량 전복사고, 사람이 차량 바깥으로 튕겨 나온 경우의 사고, 사람 쪽으로 20cm 이상 프레임이 밀려 들어온 사고의 경우에는 중한 교통사고 가능성이 높다고 보고 자세히 진찰해야 합니다. 위와 같은 경우는 119 구급대원을 통해 이송해 즉시 응급실에서 응급의학과 전문의의 도움을 받으셔야 합니다.

그렇지 않은 후미 추돌이나 접촉사고 등 경한 사고의 경우에는 심한 통증이 없다면 다음날 외래진료를 받아도 무방합니다. 다만 근육 통증의 특성상 사고 당일보다 다음날부터 더 통증이 심해질 수 있으니 놀라지 말고 병원에서 도움 받으시면 되겠습니다. 약물치료와 물리치료 등 3-5일간 치료를 받고도 호전이 없는 통증이나 붓기에 대해서는 추가 검사를 시행받게 될 수 있습니다.

낙상의 경우에 문제가 되는 것은 소아와 노인 환자일 겁니다. 공사현장에서 발생하는 낙상이나 자살 목적의 낙상은 119 구급대원의 도움이 필수일 테니까요. 일반적인 성인이면 기전과 통증 정도에 따라 응급실 방문 여부를 판단할 수 있지만 소아와 노인의 경우 그게 안될 수 있죠. 특히 소아 머리 외상은 그 결정이 더 복잡합니다.

노인 환자가 낙상으로 문제가 되는 경우는 대퇴골절의 경우입니다. 꼭 낙상이 아니더라도 골다공증이 심한 경우 '그냥 주저앉았다가 일어나지 못했다'라는 증상으로 오셔서 대퇴골절을 확인하는 경우도 생깁니다. 문제는 누워 지내시며 치료받는 동안 폐렴, 욕창, 뇌경색 등 합병증이 올 수 있어서 위험에 빠지는 경우가 많다는 것 입니다.

그럼 머리를 다쳤을 때 어떻게 해야 하나요?

먼저 머리를 다친 상황을 살펴봐야 합니다. 정신을 잃고 넘어진 경우나 쓰러져 머리를 부딪힌 뒤 정신을 잃은 경우 모두 머리 CT를 확인해야 하는 것으로 되어 있습니다. 그 외 경련이 동반된 경우, 상처가 있는 경우, 낙상 등 체중이 실리는 기전으로 다친 경우에도 응급실 방문이 필요합니다. 다친 뒤 별 것 아니라고 생각하고 지켜보셨다면 구역, 구토, 어지럼증, 두통이 발생하거나 점점 심해지는 경우 응급실에서 확인이 필요합니다. 뇌진탕 증후군일 수도 있지만 정도에 따라 뇌출혈 여부는 꼭 확인하고 넘어가는 것이 좋습니다.

그 외에 경한 머리 외상의 경우에는 X-ray 로 두개골 골절 여부만을 확인하게 됩니다. 하지만 X-ray 만으로 골절 여부를 명확하게 확인하기 어렵고 두개골 안쪽의 뇌출혈 여부는 확인할 수 없기 때문에 세심한 문진과 진찰이 필요합니다.

아이들, 특히 말 못하는 유아나 영아가 머리를 다친 경우 당황스러울 때가 많습니다. 일단 대화로는 증상이 확인이 안 되니 머리 CT 촬영 여부는 거의 전적으로 부모님이 봤던 상황과 기전에 따라 결정되는 경우가 많습니다. 상처나 경련, 의식소실이 있었던 경우는 당연히 머리 CT를 확인해야 하지만 그 외에는 아이의 키보다 높은 데서 떨어졌거나 쿠션이 없는 딱딱한 바닥이었던 경우, 또 한 가지는 부모님이 너무 걱정스러워 확인을 원하는 경우에도 머리 CT를 진행하게 됩니다.

유아나 영아는 CT실에서 검사를 진행하는 2~3분 동안 움직이지 않고 가만히 누워 있을 수 없는 경우가 많아 재우는 약물을 이용해 검사를 진행하게 됩니다. 재우는 약물은 먹는 약부터 엉덩이 주사, 관장하는 약까지 여러 투여 방법이 있습니다. 환아에 따라 약물 반응이 다를 수가 있어 경우에 따라 깊게 잠드는 경우부터 잠은 자지 않고 계속 칭얼대기만 하는 경우까지 다양한 반응이 나타날 수 있습니다.

머리 다쳤을 때 이가 빠지거나 부러지는 경우가 있는데 어떻게 하죠?

이가 빠진 경우에는 빠진 이를 가지고 치과 응급치료가 가능한 병원으로 바로 가셔야 합니다. 이때 치아의 뿌리부분을 잡으면 안 되고 치아 머리부분을 잡고 흐르는 물에 살짝 씻어내는 건 괜찮습니다. 이물질이 묻었다고 비벼 닦으시면 안 됩니다. 어느 정도 이물질을 씻어내셨으면 우유에 담가서 치과 당직의가 있는 대학병원 응급실로 바로 오시는 게 좋습니다. 30분 이상 지체되면 치아가 살아서 붙을 가능성이 점점 떨어집니다. 치아가 부러진 경우에는 크라운 씌운다고 하죠? 보철치료와 신경치료가 필요할 수 있으니 다음날 치과 외래에서 확인하시면 되겠습니다.

손을 다쳤을 때는 어떻게 해야 하나요?

집에서 칼에 베이거나 가구에 찧어 손가락을 다쳤을 때 출혈이 많이 나는 것을 보고 놀란 적이 있으신가요? 손가락은 좌우 양쪽에서 소동맥과 정맥이 한데 뭉쳐 총 네 갈래로 지나가기 때문에 지혈이 잘 되지 않는 경우가 많습니다. 그렇다고 지혈제를 뿌리실 필요는 없습니다. 심지어는 담뱃재나 된장을 발라 오시는 경우도 있는데요, 모두 추천하지 않는 방법입니다.

깨끗한 거즈가 좋지만 거즈가 없으면 수건으로 눌러 출혈을 막고 응급실에 방문해 상처 안쪽을 확인하는 것이 가장 효과적인 방법입니다. 지혈도 지혈이지만 손가락은 인대 손상이 매우 흔한 부위이기 때문에 응급실을 통한 세심한 진찰은 필수라고 볼 수 있습니다.

만약 손가락이 칼에 베인 수준이 아니라 절단된 경우는 어떻게 해야 할까요? 생리식염수가 있으면 잘린 손가락을 담가서 가져오는 것이 가장 좋지만, 집에 생리식염수를 비치해 둔 경우는 별로 없겠죠. 깨끗한 비닐봉지를 부풀려 천이나 거즈로 잘린 손가락을 싸서 넣어 밀봉한 뒤 차가운 물이나 얼음물에 담가 오는 방법이 있습니다. 물이나 얼음에 손가락이 직접 노출되면 세포막이 파괴되어 수술 결과가 나빠지니 주의해야 합니다.

이도 저도 여의치 않으면 119 구급대의 도움을 받는 것이 좋습니다. 적절한 수지접합이 가능한 병원을 찾는 것도 치료에 중요한 사항입니다. 1cm 정도밖에 되지 않는 아무리 작은 피부 조각이라 하더라도 붙여 놓는 것이 상처 치유에 도움이 되는 경우가 많습니다. 따라서 일단 모든 절단 부위는 병원으로 가져오는 것이 원칙입니다.

화상의 경우에는 어떻게 대처해야 할까요?

뜨거운 물이나 기름에 다친 경우 먼저 시행해야 할 응급처치는, 일단 다친 부위의 온도를 낮출 목적으로 흐르는 수돗물에 10분-30분 정도 노출시켜 차갑게 유지해주는 것입니다. 이후에는 근처 응급실에서 24시간가량 화기를 빼주는 멸균 패드 등을 대는 화상처치를 시행하게 됩니다. 만약 화상 부위가 넓거나 얼굴, 손, 발, 관절, 성기 등 피부 구축에 의한 합병증이 예상되는 경우, 지역 화상 전문센터로 전원을 시행하는 경우도 있습니다. 필요한 경우 입원해서 항생제 치료를 포함해 하루 수차례 화상처치를 시행하기도 합니다.

만약 공장에서 발생한 화학 화상, 특히 강산, 강염기, 불산 등 특수 물질에 의한 화상의 경우에는 즉시 응급의학과 전문의의 진단과 치료가 필요합니다. 물질 별로 노출부위 별로 대처가 달라 이 지면을 통해 각각 설명하기 어렵습니다. 특수 물질을 사용하는 공장에 계신 분들은 지역 응급의료기관이나 119 상황실을 통해 특수 화상처치가 가능한 화상 전문센터가 어디인지를 확인해두는 것이 필요합니다.

전기에 의한 화상은 어떻게 대처하면 되나요?

가정에서 흔히 겪는 사고 중 하나가 전기화상이죠? 저도 어렸을 때 콘센트에 이것저것 넣어보다가 사고를 친 기억이 있는데요. 아이들 있는 집은 미리 콘센트마다 젓가락 등이 들어가지 않게 안전마개를 설치하시길 권유드립니다. 공사 현장에서 발생하는 전기화상도 적지 않습니다. 일단 고전압 전기화상의 기준은 600V 이상일 경우입니다. 따라서 220V 가 대부분인 가정용 전기에서는 위험한 전기화상은 드뭅니다. 하지만 단순한 접촉 화상이 아닌 양손이나 발을 통해 전기가 흐르면서 체간을 통과한 경우에는 응급실에서 심장 근육 손상 여부를 꼭 확인해야 합니다. 또한 상처가 있거나 전신적 손상의 증거인 흉통, 빈맥(두근거림), 의식 소실, 근력 이상, 두통, 호흡곤란, 구토가 있는 경우에는 응급실에서 처치받고 심전도를 확인해야 합니다. 응급실에서 응급의학과 전문의가 초기 검사와 심전도 모니터링을 보고 입원 여부를 결정하게 됩니다.

응급실 사용 설명서 #6 ▶ 환경 응급

개에 물렸어요, 뱀에 물렸어요, 벌에 쏘였어요.

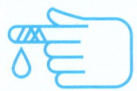

이번 주제는 환경 응급상황에 대해 정리해보았습니다. 모든 환경 응급상황을 다룰 순 없지만 야외활동 중 자주 발생하는 응급상황에 어떻게 대처할지 알아두시고 도움이 되셨으면 좋겠습니다.

개, 고양이 등 동물에 물린 경우 어떻게 대처해야 하나요?

동물 교상의 경우 일반적인 외상 처치를 따르지만 신경 써야 할 문제가 하나 더 있습니다. 공수병이라고도 하죠? 광견병 가능성이 문제가 됩니다. 순서대로 설명드리면 상처 여부와 통증 정도에 따라 응급실에서 상처 세척, 소독, 파상풍 예방 주사, 진통제와 항생제 투여, X-ray 확인을 거칩니다. 특별한 골절이나 구조물 손상이 없으면 의료진은 상처를 지연 봉합할지 결정하게 됩니다. 동물 이빨에 의한 상처는 감염 가능성이 높아 바로 봉합하지 않고 2-3일간 소독만 하면서 지켜본 뒤 봉합을 결정하는 경우가 많습니다. 여기까지는 사람 이빨에 의한 상처에도 공통되는 부분입니다.

이후 동물에 따라 상처를 입힌 동물을 10일간 관찰하는 과정이 필요합니다. 동물에게 침을 흘리거나 물을 무서워하는 등 이상 증상이 보이는 경우 사람도 광견병 예방주사를 맞아야 합니다. 이 경우 직접 키우는 동물이나 개 주인과 연락이 가능한 상황이라면 큰 문제가 되지 않습니다. 하지만 길고양이,

박쥐 등 야생동물에 다친 경우는 관찰이 불가능한 경우가 많아 문제가 됩니다. 광견병 예방 주사를 보유하고 있는 의료기관이 드물고 주사도 한 번만 맞는 게 아니라 스케줄에 따라 여러 번 맞고 관리해야 하기 때문에 보건소를 통해 상의하고 처치받아야 합니다.

뱀에 물린 경우는 어떻게 해야 하나요?

뱀에 물린 경우도 응급실의 도움을 받아야 하는 환경응급 중 하나입니다. 뱀에 물린 경우, 입으로 상처를 빨거나 추가 상처를 내는 등의 처치는 바른 처치가 아닙니다. 상처를 다량의 물이나 비눗물 정도로 흘려보내는 방식으로 세척하는 것은 도움이 됩니다. 뱀독이 전신에 퍼지는 속도를 늦추기 위해 다친 부위를 심장보다 아래로 유지하고 넓은 천 등으로 상처 윗부분을 손가락이 들어갈 정도의 힘으로 묶은 뒤 응급실로 이동해 일반 외상 처치를 받아야 합니다. 항 뱀독소 주사 여부는 의료진이 뱀의 종류(국내 독사는 살모사가 대부분임), 물린 이빨 자국, 전신 증상의 유무를 보고 결정하게 됩니다. 붓기와 통증 정도에 따라 입원 치료가 필요한 경우가 많습니다. 전신 쇠약감, 어지러움, 구토, 식은땀, 감각 이상 등 전신 증상이 있는 경우에는 저혈압이나 다발성 내출혈, 신부전, 사망까지 발생할 수 있어 섣부른 판단은 금물입니다.

벌에 쏘인 경우에 대해서도 설명해주세요.

최근 몇 년 사이에 산에서 말벌에 쏘였다는 분들을 자주 만나게 됩니다. 벌에 쏘인 경우 모두 응급실에 오실 필요는 없습니다. 꿀벌에 쏘인 경우는 벌침을 제거하기 위해 신용카드 같은 얇은 플라스틱 등으로 피부를 긁어낼 수 있습니다. 손으로 벌침을 잡으려 하면 벌독이 더 들어갈 수 있으므로 권하지 않습니다. 가벼운 증상의 경우 얼음주머니를 대고 항히스타민제 복용 정도만 해도 무리가 없습니다. 하지만 벌독에 알레르기가 있는 경우 응급 상황이 발생할 수 있기 때문에 1-3시간가량 주의 깊게 관찰하는 것이 필요합니다. 만약 심한 전신 가려움, 얼굴이나 몸의 두드러기나 부종, 호흡곤란이 발생한다면 알레르기가 있는 것으로 판단할 수 있습니다. 이럴 땐 즉시 응급실의 도움을 받아 수액 처치 등을 해야 합니다. 같은 이유로 봉침이라 해서 벌독을 이용해 관절염을 치료한다는 분을 만나는 경우가 있는데 관절염 잡으려다 생명을 잃는 경우가 생길 수 있습니다. 극히 주의하셔야 합니다.

산에서 풀뿌리나 버섯을 잘못 먹고 오는 경우도 있지요?

네, 등산 인구가 늘면서 산에서 발생하는 중독사고가 많이 늘었습니다. 독버섯을 식용버섯으로 착각하고 먹은 경우, 자리공, 초오 등 꽃과 풀뿌리를 잘못 먹은 경우가 대표적입니다. 생명에 위협을 줄 수 있는 물질이 많기 때문에 산에서 나는 것을 함부로 먹는 것은 매우 위험합니다. 특히 심장 부정맥을 일으키는 물질도 있어서 어지럽고 구토가 발생한다면 즉시 응급실로 오시는 것이 안전합니다. 보통 수액치료를 하면서 간 기능 수치와 콩팥 수치, 심장 효소 수치, 심전도를 확인하고 입원 관찰해야 합니다.

응급실 사용 설명서 #7 ▶ 소아 응급

아이가 열이 나요, 경련을 했어요, 구토가 계속돼요.

아이 키우다 보면 밤에 응급실 찾을 일, 꼭 생기죠? 이번 응급실 이용 팁은 소아 환자를 위한 응급실 이용 팁으로 꾸며 보겠습니다.

아이가 고열이 날 땐 어떻게 해야 하나요?

소아 환자가 응급실에 내원하는 가장 흔한 이유는 '열'입니다. 발열의 기준은 고막 체온계 기준 37.8도 이상으로 보는데요, 임상적으로 의미 있는 열의 기준은 38.3도 이상으로 봅니다. 이 이상의 열이 발생하면 열성경련을 방지하기 위해 해열제 복용과 물찜질을 시행하는 것이 좋습니다. 해열제는 아세트아미노펜 계열(타이레놀 현탁액 등)과 NSAIDs 계열(부루펜 등)로 나눠지는데 두 종류를 번갈아가며 4시간마다 사용하는 방법이 좋습니다.

아이가 열이 나는 경우, 매번 항생제를 사용해야 하는 것은 아닙니다. 24시간 이내 발생한 열의 원인의 70%가량은 바이러스성 열감기로, 해열제로 조절하고 지켜보면 1-2일 이내로 저절로 호전되는 경우가 많습니다. 또한 예방접종을 받은 후 만 이틀 이내의 경우에는 정상적으로 열이 발생할 수 있기 때문에 환아의 컨디션이 유지된다면 열만 조절하고 지켜볼 수 있습니다.

하지만 기침 가래, 구토 설사가 동반되면서 열이 발생하는 경우는 폐렴이나 장염 치료가 필요할 수 있어 소아과 외래 진료가 필요합니다. 39도 이상 고열이 지속되는 경우는 요로감염 등 열의 원인을 확인하기 위해 응급실 또는 소아과 진료가 필요합니다. 열이 없더라도 노로 바이러스 장염이나 로타 바이러스 장염의 경우 심한 설사가 동반되기 때문에 적절한 탈수 보정 및 관찰을 위해 소아과 진료가 필요합니다.

출생 후 100일 이하의 영아인 경우는 발열 원인이 무엇이든 패혈증으로 진행될 가능성이 높아 소아 중환자실이 있는 대학병원 응급실에서 검사와 관찰을 해야 합니다. 12개월 이하의 영아는 소아 전용 응급실에서 소아과 전문의 진료를 통해 열의 원인을 확인하는 것이 원칙입니다. 36주 이전에 태어난 조산아나 2.5kg 이하로 태어난 저출생체중아, 출생 시 심질환 등 선천 질환이 있었던 경우에도 소아과 전문의의 도움이 필요하다고 볼 수 있습니다.

열이 날 때 신경 써야 할 부분이 바로 '탈수'인데요. 아이가 물을 마실 수 있는 상태라면 수액 라인을 잡기 위해 아이에게 육체적, 정신적인 고통을 줄 필요는 없습니다. 끓인 보리차 식힌 것으로 충분한 양의 물을 마시도록 하여 수분을 보충함으로써 탈수를 예방하는 것이 우선입니다. 만약 만 하루 이상 구토나 설사가 동반되어 물도 마시지 못하는 경우라면 컨디션에 따라 수액치료와 입원 치료가 필요하다고 볼 수 있습니다.

아이가 열이 나다 갑자기 눈이 돌아가며 사지를 떨면, 어떤 부모라도 놀라지 않을 수 없을 것입니다. 많이 당황스러우시겠지만 잠깐 발작하고 멈춘 '열성경련'의 경우에는 무조건 대학병원 응급실로 가지 마시고 근처 지역 응급의료기관을 이용하여 빠른 해열 처치를 받는 것이 효과적입니다. 만약 5분 이상 경련을 하거나 24시간 동안 2회 이상 경련을 한 경우에는 적절한 소아신경학 검사를 위해 응급의학과 의료진이 판단하여 적절한 병원으로의 전원을 시행하고 있습니다.

갑자기 아이가 귀를 잡고 울어요. 어떻게 해야 하죠?

감기 증상이 있거나 수영장을 다녀온 다음, 아이가 갑자기 귀가 아프다며 잠 못 자는 경우가 있지요? '급성 중이염'의 흔한 증상인데요, 해열진통제로 통증만 조절된다면 바로 응급실로 오실 필요는 없고 다음날 소아과 외래 진료를 받아도 좋습니다. 다만 열이 동반되거나 귀에 진물이 흘러나오는 경우에는 빠른 항생제 치료가 필요할 수 있어 응급실 진료를 추천합니다.

감기 증상이 있다가 갑자기 컹컹 소리를 내요.

개가 짖는 듯한 소리, barking cough라고 하는데요. 이런 기침을 하는 경우를 크루프(croup)라고 통칭합니다. 대부분 바이러스 감기에 의해 상기도가 좁아져서 나는 소리이고 천식과 달리 호흡곤란까지 가는 경우는 드뭅니다. 찬바람을 쐬면 일시적으로 호전되는 경우도 있지만 감기 증상이 좋아질 때까지 반복되는 경우도 있습니다. 아이가 힘들어하면 응급실에서 조치를 받는 것이 좋겠습니다. 치료는 상기도 확장을 위한 호흡기 치료와 스테로이드 주사치료를 시행합니다. 호전이 없으면 입원해서 처치받아야 하는 경우도 있습니다.

후두개염이라는 위험한 질환과 혼동될 수 있는데요. 후두개염이란 기도와 식도 사이에 있는 후두개라는 뚜껑처럼 생긴 부위가 부어서 발생하는 질환입니다. 진행되면 기도를 막아서 호흡곤란으로 사망 가능성이 있습니다. 침을 삼키지 못하고 흘릴 정도로 힘들어하는 호흡곤란이라면 후두개염을 의심해 즉시 처치받아야 합니다.

아이가 간지럽다면서 온 몸을 긁어요.

열 외에 자주 응급실을 방문하는 원인으로 '두드러기'가 있습니다. 특히 이유식을 시작하면서 새로운 음식에 노출된 뒤 피부가 붉어지면서 가려워하는 경우를 자주 볼 수 있는데요. 새로운 음식을 먹고 서서히 진행되는 두드러기는 집에 있는 항히스타민제(콧물약 등)를 먹여보고 지켜볼 수 있습니다.

하지만 좀 더 주의해야 하는 경우가 있습니다. 새로운 약을 먹고 발생한 두드러기나 특이 식이 없이 발생한 두드러기, 눌러봐서 엷어지지 않는 피하출혈 양상의 두드러기인 경우에는 소아과 진료가 필요한 상태입니다. 약물 알레르기나 감염성 질환, 자가면역성 질환을 의심해봐야 하기 때문입니다. 만약 새로운 음식을 먹고 발생한 두드러기라 하더라도 급작스러운 진행 양상을 보이거나 얼굴이 붓고 목소리 또는 기침 소리가 변하는 이상 증상을 보이면 즉시 응급실로 방문하셔야 합니다. 이런 증상은 후두 부종으로 기도가 좁아져 나타나는 증상일 수 있습니다.

요즘엔 어린이들이 어린이집에서 모여 생활하기 때문에 수족구, 인두염, 폐렴, 장염 등 감염성 질환이 많이 발생하고 있습니다. 아이의 방어력을 키우기 위해선 장내 정상 세균총이 잘 자라 주어야 한다고 하지요? 항생제를 먹여 키운 육류를 가능한 한 피하고 잔류 농약이 없는 식자재를 구하기 위한 현명한 부모의 노력이 필요합니다. 이도 저도 어려우면 메디락, 비오플 등의 정장제를 구비해두고 복용하는 것도 약간의 도움이 된다고 알려져 있습니다.

응급실 사용 설명서 #8 ▶ 산과 응급

임신한 아내가 구토를 심하게 해요.

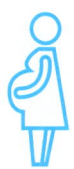

　이번에는 산모에게서 나타날 수 있는 응급 상황과 대처 방법을 정리해 봤습니다. 이 글을 쓰면서 아이 셋 낳느라 고생하고 지금도 신생아 보느라 고생하는 아내가 생각나더군요. 아내에 대한 감사의 마음을 담아 응급실 이용 팁, 시작합니다.

진통 말고도 임산부에서 나타나는 응급 상황이 있나요?

　임신이라는 과정은 여성의 몸에 큰 변화를 가져옵니다. 저도 학생으로서 배울 땐 실감하지 못하다가 아이 셋을 낳는 아내를 옆에서 보조하며 절실히 느낄 수 있었습니다. 본문에서도 다뤘지만 세 아이가 태어날 때마다 각각 위기 상황이 있었거든요. 그래서 더 이번 산과 응급에 대한 설명이 자세해질 것 같습니다.

　임신을 확인한 이후 첫 번째로 발생하는 위기의 대표 격은 아무래도 입덧이겠죠. 저희 아내도 매 임신 때마다 증상이 심해 옆에서 보기 힘들 정도였습니다. 구역 구토가 너무 심해 탈수가 진행되면 어쩔 수 없이 응급실의 도움을 받으러 오시게 되죠. 태아에 완전히 안전한 약물은 없지만 응급실에서 수액에 섞어 사용하는 Metoclopramide계 진토제는 FDA class B (동물 실험에서 안전성 확인) 약물입니다. 산부인과에서도 필요할 때 사용하고 있으니 수액치료만으로 버티기 힘들 정도로 심한 입덧은 약물치료의 도움을 받으시는 게 좋습니다.

보통 입덧은 임신 4-7주에 시작해서 20주경 사라지는 것으로 알려져 있습니다. 20주 이후에도 증상이 지속되면 다른 원인을 감별해야 합니다.

임신 중엔 혈역학, 내분비계 변화가 발생하면서 평소에 없던 질환이 나타나기도 합니다. 특히 요즘처럼 산모의 연령이 높아진 때에는 그 변화가 더 뚜렷하죠. 저희는 둘째 때 임신성 당뇨를, 셋째 때 임신성 고혈압을 진단받고 셋째 낳을 땐 임신중독증이라고도 부르는 전자간증 상황까지 발생했었습니다. 아무래도 나이 38세 산모에게 출산이라는 긴 여정은 녹록지 않은 것이겠죠. 임신성 당뇨는 거대아, 선천성 기형, 태아 사망의 확률이 높아지므로 철저한 혈당 관리가 요구됩니다. 하지만 임신성 당뇨에서 어려운 점은 경구 혈당제를 사용하지 못한다는 점이죠. 대부분 경구 혈당제가 FDA class C (동물실험에서 기형 유발, 사람에서 연구 없음)에 속하기 때문입니다. 따라서 운동과 식이요법에 실패하면 바로 인슐린 사용으로 넘어가야 합니다. 인슐린 사용이 불편하긴 하지만 고혈당이 태아에게 미치는 영향이 크다는 점을 생각하면 그 불편함을 감수할 수밖에 없습니다.

임신성 고혈압도 일반적인 고혈압 조절에 비해 어려운 점이 많습니다. 대부분의 고혈압 약물을 사용할 수 없어 필요하면 입원을 해야 하고 그냥 두면 산모에게 구토와 경련이 발생할 수 있습니다. 합병증으로 전자간증, 자간증이 있는데 전자간증은 임신 20주 이상의 산모가 혈압 140/90 이상을 보이면서 단백뇨가 있거나 전신 부종 또는 다리의 부종이 심할 때 진단됩니다. 자간증은 경련이 이미 발생해 태아에게 해가 됨에도 불구하고 항경련제를 쓰면서 응급수술로 태아를 꺼내야 하는 상황입니다. 임신성 고혈압에 의한 가장 흔한 사망 원인으로 알려져 있습니다. 아내가 셋째를 낳을 때 출산 예정일 한 달 전에 발생한 심한 구토로 응급실에서 소변검사를 확인했고 단백뇨가 확인되어 응급 분만을 결정한 경험이 있습니다.

그 외에도 알아두어야 할 임산부의 응급 상황은 뭐가 있나요?

그 외에 분만에 임박해 발생하는 응급 상황으로 태반 조기 박리, 전치태반이라는 상황이 있습니다. 질출혈이 주 증상인 상황으로 태반 조기 박리의 경우는 응급 분만의 적응증이 됩니다. 출산 예정일이 다가오던 중 갑작스러운 질출혈이 발생하거나 심한 복통이 발생하면 일단 응급 상황으로 간주하시는 것이 맞습니다. 예기치 못한 응급상황이라서 산부인과 응급실을 찾지 못하는 경우라면 119 구급대원의 도움을 받는 것이 좋겠습니다. 대량 수혈이 필요한 경우가 흔하기 때문에 대학병원 산부인과 응급실로 이송될 가능성이 높습니다.

분만 후 응급상황이 있는데요. 자궁 무력증과 폐동맥 색전증을 설명드리고 마칠까 합니다. 정상적으로는 분만 후 자궁이 저절로 수축하면서 출혈이 줄어들어야 하는데 그 과정이 원활치 않으면 대량 출혈이 멈추지 않는 상황이 생기기도 합니다. 학생 때 산부인과 교수님으로부터 자궁 안쪽에 주먹을 넣고 바깥에서 배를 눌러 지혈을 해야 한다고 배웠던 기억이 납니다. 치료는 자궁 수축제 약물치료에 실패하면 바로 대량 수혈을 하면서 출혈의 원인이 되는 자궁을 제거하는 수밖에 없다고 알고 있습니다.

폐동맥 색전증은 본문에서 다룬 산과 응급질환입니다. 정상 분만 후 다리

쪽 큰 정맥을 누르고 있던 자궁의 무게가 소실되면서 엉겨 붙었던 혈전이 올라가 폐동맥을 막아버리면서 심한 호흡곤란과 열, 의식저하가 발생하는 경우가 있습니다. 임신 초기에서도 간혹 호흡곤란의 형태로 폐동맥 색전증이 나타나는 경우가 있는데 태아 방사선 노출과 조영제 부작용 문제로 CT 검사를 확인하기 매우 어렵다는 문제가 있습니다. 초음파만으로 추정 진단해야 하고 치료도 색전을 녹이는 약물과 시술이 필요해 태아에게 해를 줄 수밖에 없어서 난감한 경우가 발생합니다.

쭉 들어보셔서 아시겠지만 산과 응급이 참으로 다양하고 진단도 매우 어려운 경우가 많습니다. 태아의 생명과 산모의 생명을 모두 다뤄야 하는 데다 어떤 경우엔 둘 중 하나의 선택을 강요받게 되는 경우도 있습니다. 게다가 임산부 평균 연령은 점점 올라가고 있어 고위험 산모가 흔합니다. 건강하던 여성이 산모가 되면서 많은 변화가 발생하기 때문에 산과 응급질환에 의한 사고가 났을 때 환자와 가족의 고통과 충격이 훨씬 큽니다. 이런 실정이라 산과 응급에 대해서는 국가가 보호해주고 안전망을 마련해주어야 할 텐데 현실은 거꾸로 가고 있습니다. 지방으로 내려가면 고위험 산모의 출산을 도와줄 산과 의사가 없어서 전전긍긍해야 하는 현실입니다. 제 얘기가 인식의 변화에 조금이라도 도움이 되었으면 하는 바람입니다.

임신 중에 사용할 수 있는 약물에 대해 알려주신다면요?

앞에 진토제 얘기가 나왔지만 모든 약이 태아에게 해를 주는 것은 아닙니다. 임신 극초기인 1-2주에는 만약 약물에 의한 기형이 발생한다면 유산이 되는 경우가 많고 8주 이후에는 장기 형성 시기가 지나 구조적인 문제가 생기는 경우가 많지 않습니다. 따라서 3주-8주에는 가능한 한 약물 투여를 피하시는 게 맞습니다. 약 한 두 번 잘못 복용했다고 인공 임신중절을 고민하시는 경우가 있는데 실제 약물에 의한 기형이 발생하는 경우는 많지 않습니다. 약물을 모르고 복용했다 하더라도 미리 걱정하지 말고 우선 산부인과 전문의와 상의하시면 되겠습니다.

증상별로 비교적 안전하게 사용할 수 있는 약물을 설명드리겠습니다. 먼저 소화기계 약물입니다. 소화제와 제산제는 class C 약물이 많아 임신을 확인한 이후라면 사용하지 않는 것이 맞습니다. 하지만 실제 태아에게 기형을 일으켰다는 보고도 없기 때문에 모르고 복용했다 하더라도 인공 임신중절을 고려할 필요는 없습니다. 진토제는 설명드렸듯이 class B 약물인 Metoclopramide계 약물을 사용하게 됩니다. 변비 완화제는 특별히 금해야 할 약은 없고 둘코락스-S, 듀파락 등의 약물 사용이 가능합니다. 설사를 줄이는 지사제는 로페린, 스멕타 정도는 사용 가능한 것으로 알려져 있습니다.

감기약에 대해 설명드리겠습니다. 일단 경한 감기 증상에는 약을 사용하지 않는 것이 좋습니다. 감기약은 대부분 대증치료이기 때문에 감기를 빨리 낫게 해주는 역할은 없습니다. 너무 심한 증상인 경우만 조절한다는 생각으로 사용하는 것이 맞습니다. 일단 해열제로는 타이레놀이 가장 안전하게 사용 가능합니다. 진해 거담제는 생약인 시네츄라 시럽을 사용할 수 있고 꼭 써야 한다면 코푸 시럽이나 뮤테란을 사용할 수 있습니다. 콧물 재채기를 줄이는 항히스타민제는 대부분 class B 이므로 필요시 사용할 수 있습니다.

응급실 사용 설명서 #9 ▶ 만성질환 관련 응급

당뇨를 앓고 있던 어머니가 갑자기 헛소리를 해요.

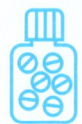

만성 질환은 어떤 질환이죠?

만성 질환이라 하면 보통 고혈압, 당뇨로 대표되는 내과계 질환들을 말합니다. 그 외에 만성 신부전, 갑상선 기능 이상, 간경변증, 만성 폐쇄성 폐질환 등을 추가할 수 있겠네요. 평소에 약으로 조절하면서 유지되다 어떤 이벤트로 인해 급성 경과를 보이는 질환들이 있습니다. 오늘은 이런 만성 질환의 급성 악화와 관련된 응급 상황에 대해 설명드리고자 합니다.

그럼 먼저 고혈압과 당뇨에서 올 수 있는 응급 상황에 대해 알려주세요.

고혈압 약, 주위에서 많이 복용하고 계시죠? 부모님, 조부모님 뿐 아니라 이제 30-40대 고혈압 환자도 흔해졌습니다. 참 안타까운 현실인데요. 고혈압을 그대로 방치하면 혈관이 석회화되면서 딱딱해지고 좁아져서 혈압이 더 올라가는 악순환이 벌어지고 종국에는 혈관이 막히거나 터지는 사고가 발생하게 됩니다. 혈압약은 일시적으로 그 악화를 막아주는 임시방편이라는 사실을 명심하셔야 합니다. 근본적인 치료는 충분한 운동과 채식 위주의 식사, 흰 쌀, 밀가루 등 가공 탄수화물을 피하고 현미식을 생활화하는 것이겠죠. 고혈압과 관련된 응급 상황은 심혈관 질환과 뇌혈관 질환에서 설명드린 협심증, 심근경색, 뇌출혈, 뇌경색이 대표적입니다. 응급실 이용 팁 #1, #2를 참고해주세요.

당뇨에 의한 응급 상황 중에서 가장 흔한 것은 저혈당일 겁니다. 특히 인슐린을 사용 중인 분은 조금의 인슐린 변화나 식사 부족으로도 저혈당에 빠질 수 있는데요. 저혈당의 초기 증상인 식은땀, 어지러움이 있을 때 혈당 체크기로 BST 80 이하를 확인한 경우에는 사탕이나 설탕물을 먹어볼 수 있습니다. 하지만 의식이 저하되어 환자가 음식물을 스스로 삼킬 수 없는 상태에서 사탕이나 설탕물을 입으로 주는 것은 위험합니다. 기도 폐색이나 흡인성 폐렴을 일으킬 수 있기 때문입니다. 그럴 때 일단 119 구급대원의 도움을 받아 응급실에서 고농도 포도당 수액을 맞고 의식을 깨는 것이 우선입니다.

약으로 당뇨를 조절하는 상황에서 저혈당에 자주 빠진다면 작용기간이 긴 약의 특성상 조절이 쉽지 않으므로 임의로 약을 건너뛰지 마시고 주치의와 상의하시는 것이 좋습니다. 의식 저하까지 발생했던 경우에는 입원을 통해 약 조절을 하고 퇴원하는 것이 원칙입니다.

반대로 고혈당에 빠지는 경우에도 응급상황이 발생할 수 있는데요. 단순한 고혈당인 경우도 있지만 생명에 위협이 되는 심한 탈수나 케톤산증인 경우도 있기 때문에 주의해야 합니다. 혼돈, 환각 같은 초기 의식장애에서 경련, 의식 저하의 상황까지 발생할 수 있어 응급실에서 다량의 수액 처치를 받아야 합니다. 요즘 혈당 체크기에는 혈중 케톤을 확인하는 기능이 있죠? 혈당이 250 이상이면서 케톤이 양성으로 나오면 당뇨 케톤 산증을 의심해서 응급실에서 도움을 받아야 합니다. 또한 케톤이 음성이라 하더라도 혈당이 500 이상 또는 확인 불가로 나올 때에는 응급실의 도움을 받아야 합니다.

만성 신부전과 관련된 응급 상황은 어떤 게 있나요?

만성 신부전은 그 정도에 따라 신 대체요법이라고도 하죠? 투석 전 단계와 투석 단계로 나눌 수 있는데요. 투석 전 단계에서 갑자기 신기능이 악화되거나 투석 단계에서 투석이 제대로 이뤄지지 않았을 때, 응급 상황이 자주 발생하게 됩니다. 신장을 통해 배설되어야 할 요독이 체내에 쌓이면서 인지 장애, 기억력 장애로 시작해 경련, 혼수까지 갈 수 있는 요독성 뇌병증, 부정맥과 심정지까지 일으킬 수 있는 고칼륨혈증, 조절 안 되는 악성 고혈압, 호흡곤란이 동반되는 심부전과 폐부종 등이 발생할 수 있습니다. 모두 응급실에서 도움받아야 하는 상황입니다. 만성 신부전을 진단받은 경우 소변이 잘 나오는지, 몸이 갑자기 붓거나 체중이 늘지 않는지 잘 확인하시고 조금이라도 몸에 이상이 있으면 주치의와 상의하시는 게 안전합니다.

갑상선 기능 이상인 경우에도 응급 상황이 발생하나요?

그렇죠, 갑상선 기능 항진증과 저하증 상황이 있습니다. 조절되지 않은 갑상선 기능 항진증은 갑상선 중독 발작(thyroid storm) 상태로 이어지기도 하는데요. 감염이나 수술, 외상 등에 의해 갑상선에서 호르몬이 갑자기 많이 나오게 되면 발열, 빈맥, 구역 구토, 식은땀 등의 증상이 나타날 수 있습니다. 과거 전공의 시절에 구토하는 젊은 여자 환자에서 갑상선 질환 여부를 확인하지 않고 진료를 보다 환자를 잃을 뻔했던 아픈 기억이 있습니다. 즉시 응급실로 내원해 산소와 수액치료를 하면서 갑상선 호르몬 억제제를 투여해서 갑상선 중독 발작의 진행을 막아야 합니다.

갑상선 기능 저하증은 뇌경색, 저체온증, 감염 등으로 인해 갑상선 호르몬이 적절하게 생성되지 않아 저체온, 호흡저하, 의식저하까지 발생할 수 있는 상태입니다. 응급실에서 필요한 경우 기관삽관을 통해 호흡을 보조하면서 갑상선 호르몬을 투여하게 됩니다.

간경변증에 의한 응급 상황은 앞에서 설명해 주셨죠?

네, 응급실 이용 팁 #3, #4에서 바이러스성 간염에 의한 간경변증과 알코올성 간경변증의 합병증과 응급 상황에 대해 설명드린 바 있습니다.

만성 폐쇄성 폐질환이라, 이건 어떤 질환이죠?

담배를 오래 태우거나 광산일, 화학약품 다루는 일을 하셨던 분에서 발생하는 질환입니다. 폐포와 세기관지에 비정상적인 염증반응이 지속되면서 폐의 기능이 떨어져 호흡곤란이 심해지는 상태를 말합니다. 치료는 금연, 기관지 확장제, 스테로이드 흡입제를 사용하는데 악화된 폐기능을 살릴 수는 없고 더 악화되는 것을 방지하는 효과만 있습니다. 심해지면 자가 산소치료와 양압환기요법이라고 마스크 형태의 기계를 달고 사는 조치가 필요합니다.

만성 폐쇄성 폐질환과 관련해 발생하는 응급 상황은 갑작스러운 호흡곤란, 이산화탄소 혈증에 의한 의식저하가 있습니다. 응급실에서 기관삽관과 기계호흡의 도움을 받게 되는 경우가 있는데 인공호흡기로도 혈중 산소 수치를 올리기 힘들어 곤란한 경우가 많습니다. 간혹 폐포가 터져 발생하는 긴장성 기흉으로 흉관이라는 튜브를 가슴에 삽입하는 경우도 생깁니다. 만성 폐질환으로 심한 호흡곤란을 호소하다 서서히 의식을 잃는 모습은 곁에서 보기에도 참 안쓰럽고 견디기 힘듭니다. 혹시 담배 피우시나요? 금연, 지금 당장 꼭 하셔야 합니다.

`응급실 사용 설명서 #10` ▶ 말기 암환자 관련 응급

말기 암환자 보호자로서 알아둬야 할 게 있을까요?

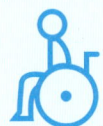

말기 암환자의 가족으로서 함께 아파하고 고생하시는 분들이 우리 주위에 참 많습니다. 오랜 병원 생활로 의사에 준하는 지식과 경험을 가진 보호자 분들도 보게 되고요. 헌데 응급상황은 항상 때와 장소를 가리지 않고 갑자기 나타나서 우리를 당황스럽게 합니다. 평소 간병하던 보호자가 없을 때, 잠깐 먼 곳으로 외출을 나왔을 때 등.

그래서 말기 암환자를 가족으로 두신 보호자 분들을 위한 이야기를 따로 해드리고자 합니다. 옆에서 오랜 기간 간병해 오신 분 입장에서는 당연한 얘기를 하나 싶을 수 있겠지만, 의료현장에서 보면 모든 보호자분들이 전문가이신 게 아니더군요.

1. **응급실에 오실 때, 환자의 상태를 잘 아는 보호자가 꼭 함께 오셔야 합니다. 연락이라도 되어야 합니다.**

환자가 병원을 옮겨 진료를 받고자 할 때, 검사 결과지와 영상검사 자료, 소견서 또는 진료 의뢰서를 작성해서 다른 병원으로 제공해 등록하는 절차가 있지요? 현재까진 병원 간 원격 환자 정보 공유 시스템이 존재하지 않습니다. 그래서 직접 환자 본인 또는 보호자가 정보를 복사해서 옮겨야 하는 불

편함이 있습니다. 하지만 환자 개인 정보와 병력 정보 보호를 고려하면 어쩔 수 없는 부분이 있습니다. (환자 병력 정보가 유출되어 보험사로 흘러들어간 사건이 있었습니다.)

그래서 응급상황에서는 평소 암 관리를 받던 병원이 아니라면 환자 정보 없이 응급실 진료를 시작하게 됩니다. 가령 어떤 종류의 암이고 병기는 어느 정도이고 치료는 어디까지 받았으며 현재 어떤 치료가 예정되어 있는지, 최근 받은 치료의 예상되는 합병증은 어떤 것이 있는지 등. 응급상황을 맞은 환자의 치료를 위해서는 많은 정보가 필요합니다. 하지만 처음 방문한 병원의 응급실에서는 이를 전혀 알 수 없어 보호자의 진술에만 의존해서 치료를 시작하게 됩니다.

만약 환자는 의식이 떨어지거나 호흡곤란이 있어 대화가 되지 않는데 함께 온 보호자가 전혀 환자 상태를 모르는 경우가 있습니다. 또한 119 구조대를 통해 환자만 보내고 보호자는 함께 오시지 않은 경우도 있습니다. 이럴 때 의료진은 눈 감고 치료를 하는 것과 같습니다. 응급상황이라서 평소 진료 받던 병원으로 바로 갈 수 없는 경우에는 근처 응급실로 오시되 상황을 잘 아는 보호자가 꼭 동승해 주세요. 이전에 받았던 소견서나 퇴원설명서, 또는 현재 복용 중인 약의 리스트도 도움이 될 수 있습니다.

2. 인공호흡이나 심폐소생술에 대한 의사 결정을 미리 해두고 가족 간에 공유하고 있어야 합니다.

말기 암 상태임을 진단받고 이런 저런 검사와 치료를 받느라 환자와 보호자가 지치고 나면, 사실 이런 얘기를 꺼내기 힘드실 것입니다. 물론 충분히 이해합니다. 하지만 평소 환자의 의견이 어떠했는지 미리 직접 물어보지 않으면, 정말 필요할 때 환자의 의사를 물어볼 수 없는 상황이 올 수도 있습니다.

환자분께서 편안하고 안정된 상태일 때 직접, 명확한 표현으로 물어보세요. 만약 호흡이 곤란해서 목에 관을 넣고 인공호흡 치료를 해야 하거나 심장이 멈추어 심폐소생술을 해야 한다면 이를 진행하실 의향이 있는지 말입니다. 중요한 것은 이 결정이 치료를 중지하고자 하는 것이 아님을 명확하게 해야 합니다. 인공호흡 치료나 심폐소생술 외의 약물치료 등은 진행하겠다고 결정할 수 있습니다.

명확한 의도를 확인했다면 미리 다른 가족들과 관련 내용을 공유하는 것도 중요합니다. 환자와 가장 가까운 보호자만 상황을 알고 있어 착오가 생기는 경우도 자주 보게 됩니다. 예를 들면 급한 상황에서 동행한 보호자의 확인 하에 인공호흡기를 달았다고 합시다. 이후에 상황을 더 잘 아는 보호자가 도착해 환자는 연명치료를 원치 않았다고 하는 경우가 생깁니다. 그때엔 의료진으로서는 법적인 문제로 기관 삽관 튜브를 뺄 수 없는 상황이 되어 버립니다. (비슷한 상황으로 1997년 보라매병원 사건이 있습니다.)

일단 두 가지만 잘 기억하고 계신다면 응급 상황에 대처하는데 어려움이 적어질 것 입니다. 아울러 기나긴 암 투병으로 고통 받고 계신 암 환자와 가족들께 응원 말씀 드리고 싶습니다.

응급실 사용 설명서 #11 ▶ 심폐소생술

심폐소생술에 대해 알고 싶어요.

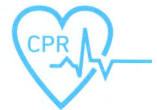

여러분은 길을 가던 중 한 행인이 갑자기 의식을 잃고 쓰러졌다면 어떻게 하시겠습니까? 상상하기도 싫지만, 혹시 심장질환을 앓고 있던 가족이 예고 없이 쓰러졌다면 어떻게 해야 할까요? 119에 연락해 놓고 마냥 기다릴 순 없겠죠? 이번 응급실 이용 팁은 간단하게나마 기본 인명구조술(Basic Life Support, BLS)에 대해 알려 드리려 합니다.

기본 인명구조술이란 환자에게 심폐기능 이상으로 심정지나 호흡 이상이 왔을 경우 시술자가 흉부압박과 인공호흡을 시행해 뇌와 심장근육으로 가는 혈류를 유지시켜 줌으로써 전문 인명구조술(Advanced Life Support, ALS)이 가능해질 때까지 뇌와 심장손상을 방지해 주는 기술입니다.

좀 더 자세하게 설명하자면, 쓰러진 사람을 목격한 경우,

1. 먼저 환자의 어깨를 두드리며 "여보세요? 괜찮으세요?" 하고 묻습니다.

2. 반응이 없고, 호흡이 없거나 혹은 비정상적인 호흡을 하면 쓰러진 사람이 심정지 상태라고 판단할 수 있습니다. 주위에 도움을 줄 사람이 있으면 분명하게 한 사람을 지목해, 이를테면 "거기 빨간 모자 아가씨, 119 신고해 주시고, 파란 잠바 아저씨, 자동제세동기(Automatic External

Defibrillator, AED) 가져와 주세요." 하고 말합니다. 만약 도와줄 사람이 없다면 본인이 직접 119에 신고합니다.

3. 환자의 가슴 정중앙에 손바닥과 손목 사이인 손꿈치를 대고 양손을 겹치고 팔을 수직으로 펴 체중을 실어 흉부 압박을 시작합니다. 분당 100회~120회, 깊이는 5~6cm 로 빠르고 깊게 30회를 유지합니다.

4. 인공호흡이 가능하다면 흉부압박 30회 후 쓰러진 사람의 턱을 들고 코를 막고 입을 벌려 인공호흡을 1초씩 2회 실시합니다. 심폐소생술을 배우지 않았거나 토사물 등으로 인공호흡을 시행하기 어려운 경우에는 흉부압박만 계속 실시해도 됩니다.

5. 자동제세동기가 사용 가능하다면 심폐소생술을 유지하면서 자동제세동기를 적용해 기기에서 나오는 명령에 따라 손을 뗀 후 제세동(전기충격)을 시행합니다. 이후 바로 흉부압박을 지속합니다.

6. 환자의 의식이 깨거나 119 대원이 도착할 때까지 흉부압박을 유지하면서 자동제세동기를 2분마다 적용합니다.

더 간단하게 설명하면 쓰러진 사람이 불러도 반응이 없고 호흡이 이상한 경우, 119에 신고하고 흉부압박만 해 줘도 생명의 끈을 이어가는 데 큰 도움이 됩니다.

최근에는 심폐소생술이 필요한 상황에서 119 신고를 하게 되면, 상황실에서 스마트폰의 스피커폰 기능을 이용해 심폐소생술 방법을 순서에 따라 자세하게 알려줍니다. 119 대원이 도착한 뒤에는 응급의학과 의료진과 영상통화를 통해 현장에서 전문 인명구조술을 시행하기도 합니다. 따라서 심폐소생술에 대한 기본적인 내용을 알고 있다면 더 쉽게 도움을 받을 수 있습니다.

내가 쓰러졌을 때 도움을 받을 수 있는 사회를 만들기 위해서는 가장 먼저 내가 변해야 할 것입니다. 많은 시민 여러분의 참여를 통해 더욱 안전한 대한민국이 되었으면 좋겠습니다.

응급실 사용 설명서 #12 ▶ 응급실 이용 요령

응급실, 가야 하나요?
어떤 응급실로 가야 하나요?

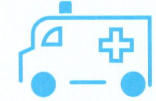

　응급실 이용 팁 마지막 순서로 응급실 이용 요령에 대해 정리했습니다. 긴급한 순간, 당황하지 않도록 미리 알아두시면 도움이 될 내용들입니다.

이런 증상은 응급실을 가야 하나 말아야 하나, 고민될 때가 있어요.
　응급실에 방문해야 할 증상이 뚜렷하게 정해져 있지 않습니다. 남이 보기에 별 것 아닌 것 같아도 환자가 극심한 통증을 호소한다면 응급실의 도움을 받을 수 있겠죠. 하지만 몇 가지는 미리 알고 오시는 것이 좋겠다 싶어 설명드리겠습니다.

　먼저 응급실은 외래와는 진료를 보는 역할이 다릅니다. 간혹 외래에서 받던 약이 떨어졌어요, 외래에서 받았던 시술을 응급실에서 받고 싶어요, MRI 빨리 찍으려고 왔어요 등 응급실의 역할을 넘어서는 문제를 가지고 오시는 분들이 있습니다. 응급실은 응급환자를 위해 응급처치를 하는 곳이지 본인의 낮 일과를 마치고 밤에 진료를 받거나 검사를 빨리 받기 위해서 존재하는 공간이 아닙니다. 따라서 약은 1일-3일만 처방이 가능하여 외래를 대신하는 약 처방은 도움을 드릴 수 없습니다. 시술도 마찬가지로 응급실에서는 대부분의 외래 시술은 시행하지 않습니다. 또한 MRI 도 응급실에서는 뇌경색 감별을 위한 응급 뇌 MRI 만 처방하고 시행할 뿐, 외래에서 예약해서 시행하는 기타 부위의 MRI는 확인할 수 없습니다.

응급실은 진료를 하는 순서도 외래와 다릅니다. 응급실은 응급환자를 위한 공간이기 때문에 생명에 촌각을 다투는 환자를 우선 진료하고 그 외의 환자는 중한 순서대로 보게 됩니다. 가령 응급실 안에 심폐소생술 중인 환자가 있을 때는 모든 응급실 자원을 동원해 심폐소생술을 우선하게 되므로 다른 환자의 진료가 30분-1시간 정도 지연되게 됩니다. 또한 보호자가 보기에 급한 증상도 의료진 판단에서는 비응급으로 판단될 수 있습니다. 가령 기침, 가래 소리가 심해지면서 아이가 호흡곤란이 있다고 하여 빠른 초기 평가를 한 경우가 있었습니다. 확인 결과 산소포화도가 99%이고 빈호흡이 없어 비응급으로 판단하고 잠시 더 기다려달라고 설명드렸습니다.

이런 경우 초기 평가를 먼저 받는 것은 중요합니다. 그렇지 않으면 가슴통증처럼 정말 급한 증상을 의료진이 인지하지 못해서 환자가 위험에 빠지는 일이 생기기도 합니다. 중한 환자가 없는 경우 경한 환자는 접수 순서대로 봐드리고 있습니다. 응급실에서 환자 취급 못 받는다고 섭섭해하지 마시고 나는, 또는 우리 아이는 아주 긴급한 응급환자가 아니구나 생각하고 한시름 놓고 기다려주시면 감사하겠습니다.

그럼 많이 아프면 무조건 큰 응급실로 가면 되나요?

어떤 응급실을 방문해야 할지도 고민될 수 있겠죠? 아무래도 응급실에 오실 땐 급한 상황이라고 생각하고 대형병원 응급실만을 고집하는 경우가 있는데 오히려 적절한 처치를 받지 못하게 될 수 있습니다. 흉통, 호흡곤란, 의식저하 등 당장 긴급한 처치가 필요한 경우에는 근처 응급실에서 초기 처치와 검사를 시행하고 적절한 병원으로 이송되는 것이 더 안전한 경우가 많습니다. 아쉽게도 우리나라 의료전달체계가 병원 별로, 응급실 규모 별로 역할을 제대로 분담하고 있지 못합니다. 따라서 환자가 원하기만 하면 대학병원 응급실에 방문할 수 있습니다. 그렇다 보니 정말 대학병원에서 치료받아야 할 환자가 경한 환자와 섞여 적절한 처치를 받지 못하는 일이 생깁니다.

그래서 나온 보완 제도가 응급의료 관리료 제도입니다. 응급실은 크게 다섯 분류로 나눠집니다. 2017년 3월 기준 권역응급의료센터 33개소, 전문응급의료센터 2개소, 지역응급의료센터 115개소, 지역응급의료기관 263개소, 그리고 평가를 받지 않는 응급의료기관 외 응급실 120여 개소가 있습니다. 국가에서는 정기적으로 평가를 시행하여 응급실에서 준비해야 할 인력과 장비를 규정하고 심사하고 있습니다. 그리고 평가 결과에 따라 응급의료 관리료라는 소위 응급실 기본 이용료를 차등하여 지불하게 함으로써 규모와 역할에 따라 적절한 환자가 배치될 수 있도록 보완하고 있습니다.

여기서 비용 문제를 짚고 넘어가야겠네요. 응급의료 관리료를 모든 환자가 전액 지불하는 것은 아닙니다. 법에 지정되어있는 응급증상 또는 응급증상에 준하는 증상으로 오신 경우는 의료보험공단에서 응급의료 관리료의 50%를 대신 지불하게 됩니다. 따라서 환자는 나머지 50%를 병원에 지불하게 되는 것이죠. 또한 평일 낮 진료에 비해 밤 시간과 휴일에 응급실에서 받는 진찰과 검사, 술기에는 30-50%가량의 추가 비용이 청구됩니다.

내가 사는 곳 근처에 어떤 응급실이 있는지 미리 알아둘 필요가 있겠죠? 그럴 땐 중앙응급의료센터 홈페이지에서 확인하시면 되겠습니다. 만약 급박한 상황에서 근처 응급실을 알아봐야 한다면 119 상황실을 통해 확인하시는 것이 좋겠습니다.

중앙응급의료센터 E-gen : http://www.e-gen.or.kr/

119에 신고해 응급실에 가야 하는 경우는 어떤 경우인가요?

119 구급대원의 도움을 받아야 하는 경우가 따로 정해져 있지는 않습니다. 비용도 따로 지불하지는 않습니다. 응급실로 이동하는 동안 처치가 필요하거나 이동하면서 손상이 가중될 수 있는 상황들, 예를 들면 의식저하나 호흡곤란으로 산소처치가 필요하거나 흉통으로 심전도를 확인하면서 이송되어야 하는 경우 등은 당연히 119 구급대원의 도움을 받아야 할 겁니다. 그 외에 발목 손상이 심한데 도와줄 인력이 없어서 요청하거나 허리 통증이 심한데 전혀 움직일 수 없어서 요청하는 경우도 있습니다. 이럴 땐 정말 필요한 경우이니 구급대원의 도움을 받아 응급실로 오세요. 환자의 상태를 잘 아는 보호자가 구급차를 타고 같이 오시는 것도 빠른 환자 상태 파악과 처치를 위해 중요합니다.

다만 119 구급차량이 국민 모두의 세금으로 운영되는 상당히 비싼 자원이라는 사실은 인지하고 계셔야 합니다. 보통 구급차량 한 대에 운전하는 대원 포함 세 분이 탑승하게 됩니다. 그리고 그 안에는 응급상황에서 사용하는 여러 값비싼 장비들이 비치되어 있습니다. 이 구급차량이 평균 한 번 출동하는데 드는 비용이 약 50만 원 내외인 것으로 알려져 있습니다. 따라서 꼭 필요하지 않은 경우에 이용하는 것은 사회적으로 값비싼 자원의 낭비라는 것을 알아주셨으면 합니다. 외래에 방문하기 위해, 택시가 안 잡혀서 등 꼭 필요하지 않은 상황에서 119 구급차량을 이용한 경우 정말 비싼 택시 이용하신 거라고 넌지시 얘기하곤 합니다. 제도적인 보완이 필요하다고 생각합니다.

아픈 사람이 없는 세상이 있다면 좋겠지만 현실은 그렇지 않습니다. 다만 정말 도움이 필요한 환자가 적절한 이송을 통해 적절한 응급실에서 처치받는 것이 가장 이상적이라고 할 수 있겠죠. 그 적절함을 찾기 위해 응급구조사, 응급실 간호사, 응급의학과 의사들이 지금도 뛰고 있습니다. 많은 관심과 응원이 필요합니다.

카카오톡 오픈채팅에서 **최석재**를 검색하세요!

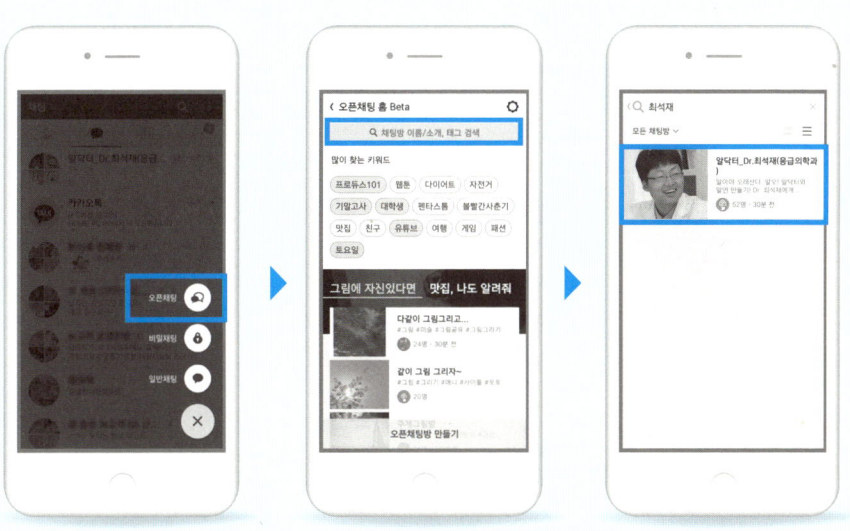

+ 응급실 사용 설명서

의사 최석재의 응급실이야기

응급실에
아는 의사가 생겼다

초판 1쇄 발행 2017년 7월 3일
초판 2쇄 인쇄 2018년 3월 23일

지은이 최석재
펴낸이 류수환
책임디자인 강윤정, 서소라

디자인 및 펴낸 곳 그리심어소시에이츠
주소 대전광역시 유성구 은구비로2 명우빌딩 4층
전화 042.472.7145
팩스 042.472.7144
www.igrisim.com

정가 15,000원
ISBN 979-11-85627-13-7(13510)

ⓒ저작자와의 협약 아래 인지는 생략되었습니다.
이 출판물은 저작권법에 의해 보호를 받는 저작물이므로 무단 전재와 무단 복제를 할 수 없습니다.